版权声明

Traumafolgen in der Erziehungsberatung: richtig erkennen und gezielt helfen by
Alexander Korittko

© 2019 Beltz Juventa in the publishing group Beltz · Weinheim Basel

Traumafolgen in der Erziehungsberatung
richtig erkennen und gezielt helfen

儿童青少年及家庭
心理创伤咨询

［德］亚历山大·科里特科（Alexander Korittko）／著

杜青芸／译

中国轻工业出版社

图书在版编目(CIP)数据

儿童青少年及家庭心理创伤咨询／(德)亚历山大·科里特科(Alexander Korittko)著；杜青芸译. —北京：中国轻工业出版社，2022.10 (2024.3重印)

ISBN 978-7-5184-3847-1

Ⅰ. ①儿…　Ⅱ. ①亚… ②杜…　Ⅲ. ①儿童－精神疗法　Ⅳ. ①R749.940.5

中国版本图书馆CIP数据核字(2022)第003119号

责任编辑：戴　婕　　　　　责任终审：张乃柬
文字编辑：李若寒　　　　　责任校对：刘志颖
策划编辑：阎　兰　　　　　责任监印：吴维斌

出版发行：中国轻工业出版社（北京鲁谷东街5号，邮编：100040）
印　　刷：三河市鑫金马印装有限公司
经　　销：各地新华书店
版　　次：2024年3月第1版第2次印刷
开　　本：710×1000　1/16　印张：12.5
字　　数：105千字
书　　号：ISBN 978-7-5184-3847-1　　　定价：56.00元
读者热线：010-65181109
发行电话：010-85119832　　010-85119912
网　　址：http://www.chlip.com.cn　http://www.wqedu.com
电子信箱：1012305542@qq.com
版权所有　侵权必究
如发现图书残缺请拨打读者热线联系调换
240283Y2C102ZYW

"所有人身上，都存在着更多的可能性，远比他基于自己迄今为止的经验所能认识到的可能性更多。"

萨尔瓦多·米纽庆（Salvador Minuchin，1921—2017）

推荐序 1
在希望中等待

答应亚历山大（Alexander Korittko）为他的书《儿童青少年及家庭心理创伤咨询》写一篇推荐序，为此，我认真拜读了他发来的书稿。此刻，身处新一轮疫情爆发、正在实施封控管理的上海，城市空旷、一片寂静。生命在小小的病毒面前，依然显得十分的脆弱。昨天我还在一个专业群里看到专家们联名呼吁尽快明确 6 岁以下集中隔离的儿童应有家长陪护的相关规定，以免由于儿童与父母分离而给他们带来心理创伤。疫情当前，最需要关注的就是老人和孩子。"生命从创伤开始，也可以创伤结束。"创伤是人类生命中重要的组成部分，创伤无法避免，但创伤可以疗愈；对于创伤的治疗，需要专业的理论和技术，更需要富有胜任力的专业人员。

2018 年，在第七期"中德高级系统家庭治疗师连续培训项目"的团体自我体验中，我第一次见到了这位幽默、智慧、临床经验丰富、技艺高超又非常接地气的德国家庭治疗师，学员们亲切地称他为"创伤老头"。之所以称其为"创伤老头"，就是因为在他带领的小组里面，每一位接受团体体验的学员的内在创伤以及对创伤的体验都会被他敏锐地察觉、资源性地探究、积极地赋义，以及果断地处理，在被疗愈的同时，获得心理上的成长。亚历山大是一位创伤心理治疗师，更是一位系统创伤治疗师。在长期的专业工作中，与儿童、青少年及其家庭进行系统咨询工作长达 36 年之久，他非常注重运用资源取向的方法，与有创伤经历的家庭及儿童和青少年工作，强调在稳定的基础上，通过创伤心理教育、利用家庭资源、将症状转化等方法疗愈创伤，他还创立了与创伤家庭一起工作的"BASK"模型。《儿童青少年及家庭心理创伤咨询》这本书，比较集中地展示了亚历山大对创伤理论理解的宽阔视角，对临床技术的熟练运用，以及对专业人员的重要提醒。

国内出版有关创伤咨询/治疗的书不多，有关儿童和青少年创伤咨询/治疗的书更少。本书的结构性很强，从理论到实践，表达清晰、重点突出，语言简洁、通俗易懂，实用性非常强。第一章至第三章，重点介绍了创伤的定义、创伤心理治疗的发展、风险因素心理弹性及创伤后成长；第四章介绍了创伤及创伤动力学；第五章和第六章介绍了创伤的临床诊断，以及创伤治疗或咨询的重要组成部分——稳定化；第七章占据了本书很大的篇幅，重点介绍与儿童和青少年及家长进行创伤相关症状的临床工作，并附有 11 个具体案例；第八章介绍了创伤与哀伤的区别和联系，第九章介绍了如何应对创伤工作的职业压力。

亚历山大认为：每个问题的背后都有资源，作为系统治疗师，在治疗中保持"好奇心"，看到来访者的解决方案，用积极的视角寻找资源和支持，进行积极赋意，帮助来访者唤醒它们、使用它们，将积极的感受一点一点、一次一次地慢慢放大。资源系统观告诉我们：资源是一种自然存在物，是能够给人类带来财富的财富，系统的自组织会利用现有的资源；而自愈是人体和其他生命体在遭遇外来侵害或出现内在变异等危害生命的情况下，维持个体存活的一种生命现象，具有自发性、非依赖性和作用持续性等显著特点。自愈过程基于其内在的自愈系统，每个人都有自我成长的潜能和力量，在创伤后的成长则更加迅速。我们帮助人们勇于面对自己的实际困扰或问题、加以解决，才是自我成长、自我疗愈之道。处理创伤问题，多慢都不嫌慢，需要很多的时间。因此，要在希望中等待，等待生命中的资源之树生根、发芽，慢慢长大！

孟馥

2022 年 4 月 2 日写于上海

推荐序 2
有温度的认识与有力量的帮助

2018 年 8 月 15—21 日，第七期"中德高级系统家庭治疗师连续培训项目"的"团体自我体验工作坊"在上海朱家角举办。我和亚历山大合作，作为德中双方教师，共同为学员做自我体验工作。

这是亚历山大第一次参加"中德班"的教学，他是我合作过的德国教师中最与众不同的一位。他个头不高，面色红润，脸上永远带着笑容，声音永远清晰洪亮。再加上粉红色的衬衫，更让他在一众温和、安静的德国人中，映衬得像是开朗、热情的爱尔兰人。

与小组里学员工作时，亚历山大都是聚精会神地倾听每个片段，专注细致地观察所有细节。在地毯的生命线上，他用一个封面有紫色蝴蝶结的笔记本，代表女学员经历的青春期；在仔细环顾四周有些失望后，他灵机一动，脱下自己右脚的棕色皮鞋，代表了学员二十年婚姻中的丈夫。他又拿起工作坊厚厚的教材，摆放在生命线上的"现在"，代表学员正在努力学习、不断提升的"自我"。他光着一只脚和学员并肩站在生命线的起点，看向未来的时候，我被深深地温暖和感动了。那一刻，他带给学员和所有在场的人的，是对生命崭新的、有温度的认识。结束后，学员反馈说，自己再次回看生命历程中的坎坷和伤痛时，感受到了生命的力量和对未来的信心。

六天的时间里，给二十几位学员逐一做团体自我体验，本身就是极具挑战性的工作。何况德方老师、中方老师、众多学员均来自不同的文化背景。亚历山大在每次上课前和课间，都邀请我一起，对课程安排做详细的交流和讨论，课后我们立刻做全面的回顾和总结。这样的合作不仅确保了"中德班"首次实验性的"团体自我体验工作坊"顺利完成，也给德中教师团队以极大的鼓舞和信心。这次工作坊后，德中心理治疗研究院讨论决定，在后续的培训中，"团体自我体验工作坊"将正式成为课程的重要组成部分。

而亚历山大热情饱满的工作状态、功底深厚的咨询技能、积极乐观的合作精神给学员和教师团队留下了深刻的印象。尤其是他对创伤工作的深刻理解和干预能力，令人赞叹，令人难忘。于是，就有了亚历山大在第八期连续培训中的再次加盟，以及"首届中德系统创伤治疗高阶连续培训"的成功举办。

《儿童青少年及家庭心理创伤咨询》一书就是亚历山大创伤培训的主要参考书。他在书中用简洁、通俗的语言介绍了创伤和创伤后果的相关研究及观点，并且结合生动的临床案例，给读者带来了对创伤案例有温度的认识。更具独特价值的是，亚历山大在书中介绍了诸多以实证研究为支撑的干预方法，可以帮助创伤工作者扩展自己的工具箱，处理对儿童的暴力、夫妻间暴力、性侵犯、家庭成员过早死亡、意外事故或自然灾害等带来的各种心理创伤。

特别吸引我的是，亚历山大还介绍了最近十年研究人员和临床工作者共同努力发展出的有效方法，比如：动物协助疗法。用马匹或者狗协助治疗有严重创伤的儿童，已经被证明是非常有效的。研究表明，人与动物之间的交流类似于人类母婴之间的交流。触摸动物，可以增进亲近，改善对关系信号的感知，帮助受创伤者在重要关系中重新建立信任。

亚历山大是一位有丰富经验的系统治疗工作者。他的《儿童青少年及家庭心理创伤咨询》一书，不仅详细介绍了心理创伤的研究动态，还给出了如何与受创伤的父母、青少年和儿童合作的系统建议。本书适合心理咨询与心理治疗工作者提升认识水平，掌握临床技能；在科学、深入、准确理解创伤的基础上，为儿童和青少年及其家长提供有温度的认知，以及有力量的帮助。

刘丹

2022 年 4 月 18 日于北京双清苑

中文版序言

当我第一次被上海同济大学邀请的时候，我对自己这种来自欧洲背景的治疗方式是否会对东方文化下的中国有所帮助，充满了怀疑。我的第一次尝试是一个系统治疗自我体验的研讨课。六位来自德国和瑞士的系统治疗老师与六位来自中国的有经验的系统治疗老师在上海进行了合作。在六天中，我们与72位在中德培训项目（中德班）中正在成为系统治疗师的学员一起工作。在我的小组中，我很幸运地与刘丹及赵旭东教授合作，我们很快建立了充满尊重与活力的合作。我发现，中国人与德国人普遍有着非常相同的生活目标。父母希望他们的孩子得到最好的，得到更健康、更好的教育和更好的家庭关系。父母希望保持他们的家庭传统，同时也希望在生活中发展出与自己的父母和祖父母不一样的关注点；他们希望与上一代人保持联结，同时又想与他们有所不同。伴侣们希望有个人的发展，也能与家人和朋友有健康的关系。所以当生活的总体目标是一致时，我发现我从西方视角下的、有关系统性自我体验的观点，最终对"中德班"中国同行的培训是有帮助的。

我的第二次教学经验，也是由上海同济大学组织的，是线下和线上的创伤研讨课。我的学员们对心理创伤学的概念非常感兴趣，对干预方法以及与来访者工作的实践练习更为感兴趣。他们想要学习并分享他们与成人和儿童的工作经验——他们因遭受创伤经验而正在接受治疗或咨询。在此我再一次发现，文化差异并没有大到我们无法在专业对话中进行合作。中国人遭受着与欧洲人几乎相同的创伤性经历，比如：针对儿童的暴力、伴侣间暴力、性侵犯、家庭成员的过早死亡、意外事故以及自然灾害等。因为不能到访中国，在这两年多期间，我在线提供了我的创伤训练的第二部分，并且每个月对创伤个案进行3小时的督导。我对大家高水平的专业讨论以及始终认真地探索最佳解决方案印象深刻。在我看来，这种品质或许可以解释为什么中国曾在许多个世纪都是世界领先的国家。

在这本书中，读者们会找到很多有用的观点，来更好地理解心理创伤的动力，以及许多有关如何与受到创伤的家长、青少年和儿童工作的建议。在几乎所有个案中所展现出来的资源取向，都显示出我系统疗法的背景。在书中的某些部分，读者们会发现一些文化差异的证据。也许这是一个了解欧洲思维的机会，就像我在中国工作期间学习了很多中国文化和中式思维。正如我的一位大师级家庭治疗老师维吉尼亚·萨提亚（Virginia Satir）曾经说过的："我们因为相似而相遇，又因为不同而成长。"

亚历山大·科里特科（Alexander Korittko）

2022 年 2 月

致　谢

如果不是有这么多来自中国和我的家乡——德国的朋友加入了制作过程，这本书可能永远不会被翻译成中文并在中国出版。首先我要感谢来自德国海德堡的赫尔姆 - 施蒂尔林（Helm Stierlin）机构的莉兹·尼科莱（Liz Nicolai）。在我们当选为德国系统心理咨询和家庭治疗协会（Deutsche Gesellschaft für Systemische Therapie, Beratung und Familientherapie，DGSF）的董事会成员后，我们成为了亲密的朋友。莉兹邀请我成为"中德班"——上海中德系统治疗培训的教师之一。她是第一个建议我把书翻译成中文的人。莉兹，谢谢你！

在上海我很荣幸地见到了同济大学的赵旭东教授和姚玉红教授。他们协助我对来自中国各地、齐聚上海的专业人士进行系统性创伤治疗的培训。如果没有他们的援助，我可能不会有勇气在中国出版一本书。作为中德心理治疗学会的成员之一，我还要特别感谢多丽丝·比德曼（Doris Biedermann）和玛格丽特·哈斯 - 维泽加特（Margarete Haaß-Wiesegart）。他们多年来持续不断为了德国 - 中国在心理咨询和治疗领域的专业合作投注精力，并将继续下去。

我在中国遇到的第一位翻译是吴佳佳女士。她成了我在系统自我表达课程中的耳朵和发言人。我们一直保持联系和会面（在疫情期间通过微信）。她现在生活在德国海德堡。她成了我为中国同行进行创伤主题线上督导的出色组织者。她也是出色的作者，我们一起写作和发表了专业文章。我非常感谢我们的相遇，佳佳。

我的第二位翻译是杜青芸女士。我很惊讶地发现她可以流利地使用德语和英语，并且她同意把我的书直接从德语翻译成中文。从我们见面开始，我们就在网上进行了多次卓有成效的、关于本书翻译细节的会面。我感到自己非常幸运能与她建立如此卓越的专业以及个人联系。我对她的感谢难以用语言表达，杜杜。

如果不是两家出版社有意愿进行合作，构建这一包含两国人员的共同项目，想要翻译出版本书恐怕难以实现。我感谢来自德国贝尔茨（Beltz Juventa）出版社的埃拉·科利尼翁（Eyla Collignon）和来自中国轻工业出版社"万千心理"的编辑阎兰。感谢你们两位。

最后，也很重要的是，我要感谢所有在中国的专业人士们。他们有足够的勇气去学习这一从欧洲视角发展而来的概念，并将这些理念融入亚洲的思维和工作方式中。众所周知，没有唯一的真理，但我们有机会通过建立联系、讨论和综合不同的观点来实现新的目标。无论这一点什么时候会实现，我们都应保持一颗对彼此感恩的心。

前　言

　　当我在 20 世纪 80 年代末通过美国同事所做的报告，第一次听说在那时还是新概念的"创伤后应激障碍（Posttraumatic Stress Disorder, PTSD）"的时候，我还不太清楚，这个诊断构想如何在教育咨询领域被应用。尽管 PTSD 的症状已经自 100 多年前就开始被研究，但直至 1980 年，这个诊断才首次得以进入第三版的《美国精神疾病诊断与统计手册》（*Diagnostic and Statistical Manual of Mental Disorders*, 3rd Edition, 简称 DSM - III，1980）。那时越南退伍老兵社团和研究性暴力后果的女性社团的敦促，起到了决定性的作用。但这又跟教育咨询有什么关系呢？难道没有为性暴力遭遇者专门设置的咨询机构吗？且在这一时期，德国士兵们也不处在战争任务当中。

　　但一些事件在此期间为情况带来了决定性的改变。借由被称为"发展性创伤（Developmental Trauma，DT）"的诊断标准，那些必须承受家庭内部不同形式暴力的儿童，进入了创伤诊断及治疗的视线范围内。而大型交通事故灾难，比如 1998 年发生在埃舍德（Eschede）的高速列车失事，使事故后的症状——如身体的过度兴奋、回避行为以及噩梦和日间栩栩如生的记忆闪回——得以在创伤的角度下被关注。可能也因此才有了下述考虑，即：暴力、自然灾害或者其他威胁到生存的经历，要作为很多症状性行为的背景去认知和理解。

　　与因童年时期的压力而接受过精神科治疗的成年人的工作经验，可以借鉴使用在咨询情境中，比如：在能够开始处理创伤性经历之前使用稳定化（stabilization）干预技术的重要性。其间也清楚地看到，当由压力决定的行为方式影响到家庭内的互动时，那些暴露于创伤情景的职业（比如，警察、消防员、士兵、救生员）和他们的家庭会来咨询中心寻求帮助。而那些因为内战和饥荒陷入生存灾难而逃到我们国家的人，也推动了将"创伤"这一概念在教育咨询的工作中保留下来。

2012 年德国教育咨询全国会议的年度学术会议，以"创伤了？"为题回应了咨询机构中专业人员的需求，他们与"心理创伤"这个主题已经以多种形式有了很多年的接触。随后出版的会议文件"挑战创伤"则对主题进行了更进一步的专业探讨。无疑，"创伤"作为概念进入了教育咨询领域。这样也就可以理解，在"咨询基础知识"这一系列丛书中，有一本要贡献给如何进行与创伤有关的诊断和干预。

我尽全力在本书中对目前与创伤和创伤后果有关的概念进行条理清晰的介绍，并以尽可能多的临床案例来呈现干预措施在教育咨询中是如何被应用的。在某些地方我认为插入一些理论是很重要的，以便干预措施的方向和目的能够清晰。心理创伤学领域在不断发展，来自依恋研究、神经生物学和循证心理治疗的新知识，也将在未来为形成新的观点做出贡献。我自己偏爱使用的"最佳实践（best practice）"作为创伤工作中被认可的方法，也将会继续发展完善。

亚历山大·科里特科

2018 年 12 月

目 录

第一章

创伤：当今的含义

为了确定教育咨询领域的工作任务，首先需要对被过度使用的概念"创伤""受创伤了"和"创伤后果"进行一个澄清和定义。

创伤——这个词被挂在人们口头已经有一段时间了。那些经历过暴力的孩子，受创伤了。学校里孤僻的孩子，受创伤了。叙利亚和阿富汗来的难民，受创伤了。儿童、青少年和成年人在经历自然灾害后，受创伤了。离异家庭中的孩子，受创伤了。经历了火车事故的人，受创伤了。那些共同经历 / 亲眼目睹了家庭暴力的孩子，受创伤了。失业的成年人，受创伤了。那些在童年时期必须忍受身体或性暴力的家长们，受创伤了。因此可以假设：无论在经历过何种类型的创伤后，都可以预期会出现严重的障碍，就算要排除，也只有专家才能排除。创伤的概念形成了一种潮流，对此，不时就会有声音告诫需要警惕这会成为一种"时尚诊断"（Dudeck & Freyberger，2011）。

而在教育咨询领域，这一发展势头也同样在继续着。越来越多的来访者是带着自己做出的诊断"受创伤"前来登记（或由他人登记）预约咨询的 —— 大多还带着定语"严重的"。因此对于教育咨询实践工作来说，任务也包括澄清概念以及做出临床上的区分：如何区分巨大的日常生活压力和创伤性经历？是不是任何创伤都预期会伴有慢性的创伤后障碍？创伤事件还可能导致哪些可能会随时间而自然消失的反应？在教育咨询的框架内，能够提供哪些支持？它与心理治疗的分界在哪里？教育咨询师们如何保护自己不受次级创伤的影响？这本书就是为了回答这些以及其他一些问题而撰写的，我们首先以澄清一些概念作为开始。

创伤：定义

心理创伤（心灵受伤），是指一种令人震惊的、具有压倒性而无法抵挡的情境，一种人无法逃脱而且无法防卫的存在性威胁。人们处在一种被称为"创伤钳"的无保护状态下。在这种无法摆脱的震惊状态下，通常用来应对压力的可能性都被消耗殆尽。作为仅剩的反应形式，就只剩僵住或者解离（假死反射）了。我们可以以事件性质来对创伤进行分类：一次性发生的，如一次交通事故、一次自然灾害或一次抢劫；慢性压力情境，如身体或性暴力、忽视、共同经历／亲眼目睹家庭暴力。人为因素所致的创伤是更加难于处理的，它们出现得越早，越难处理。这些都是主观的经历，因为对于一个5岁孩子来说难以承受的事情，肯定和对于一个青少年或成年人来说难以承受的事情不一样。这与当事人至此所能够发展并拥有的资源和能力非常有关。

创伤事件必须要结合它所处的社会环境来看，有些还要考虑跨文化的背景。创伤事件涉及个体，但是也反映出一些它所在的社会的情况。我们必须关注社会环境所提供的框架条件：哪些暴力的形式是社会可以接受的？当事人是值得被支持的吗？为幸存者可以提供哪些经济方面的资源？有哪些心理社会和法律援助是可以提供的？哪些创伤事件是女性和儿童会遭遇的？哪些是男性遭遇的？有哪些工作是特别容易遭受创伤的？

当对于外部世界安全性的积极假设（"这个世界是安全的"），对人际间安全性的积极假设（"大部分人都是善意的"）以及对安全情境的积极假设（"好的事情会发生在好人身上"）发生动摇，可能会对一个社会带来什么样的影响？受到创伤的个体往往会形成新的基本假设：这个世界是充满敌意、难以预料以及混乱的。生命显得没有意义。无助感和失控感占了上风。对我来说，我们所有与受创伤的个体打交道的人的任务，就是设法在他们心里为积极的观点重新赢得空间。希尔德·多明（Hilde Domin），一位来自海德堡的诗人写道："羽毛散落，却依然翱翔，这就是生活的秘密。"

创伤后果（创伤后应激障碍）

创伤对人的影响越强烈，越可能会导致后遗症的出现。如果出现，这些后遗症是怎样的呢？当人们因为诱发刺激（触发信号）回忆起那些经历，他们总是会做出如下的反应，就好像那些事件又重新发生了：他们会想要逃跑，会暴怒或僵住。他们承受噩梦的困扰，日间鲜活的记忆回现（闪回）或情感隔离（解离），并且长期地感觉到身体无法平静下来。重新体验、回避以及身体过度兴奋这三大主要特征，如果慢性发展起来，就被诊断为创伤后应激障碍。对于经历了一次性急性创伤的成年人和儿童来说，通常这些损伤会在几周或几个月之后逐渐缓解。但即使是连续的创伤也不一定会导致慢性障碍的出现。在成功地建立了外部安全性之后，良好的心理社会支持就可能带来个体的康复（参见第三章"风险因素、心理复原力及创伤后成长"）。但对于那些出现在教育咨询中的"行为特殊的"受创伤儿童和青少年，其自我帮助的力量明显已经消耗殆尽，他们的心灵就需要帮助。

发展性创伤

创伤对儿童和青少年可能会造成比对成年人严重得多的影响，尤其是当他们在一个很长的时间范围内不断重复地遭受创伤。年轻人不只会发展出上述提到的行为，而且还会在他们的个体成长发展方面表现出受损。他们越频繁地从依恋对象那里遭受暴力或忽视，越会不信任自己的身体、思想、能力，不能很好地调节自己的情绪，在与他人的人际关系及信任他人方面产生很大的问题（Perry et al.，1995；Kolk，2005）。他们非常易于感受到危险，即使四周并没有真的存在任何危险。他们非常善于保护自己，即使这代表着他们因此无法与他人建立紧密的关系。那些长期被恶劣对待的个体，也预期自己将继续被恶劣地对待。波士顿哈佛大学一位有名的创伤研究者巴塞尔·范德考克（Bessel van der Kolk）将其称为发展性创伤的后果，或称为惊恐体验，它们被深深烙印在这些年轻人的身体和人格当中（Kolk，2015）。

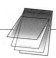

要 点

- ➤ 创伤事件，以其突发性（"从天而降"），强烈的威胁性（"自然界毁灭性的力量，而更常见的是来自人与人之间的"）以及失控性（无保护地任由摆布）与日常压力相区别。它可能就出现一次，也可能经年累月重复出现。
- ➤ 很多创伤必须要放在它们所处的社会情境中来考虑。
- ➤ 不是每个创伤都会发展出慢性的创伤后遗症。外界的安全、自我效能感和具有保护性的关系，是能够预测个体康复最好的因素。
- ➤ 那些在儿童成长发展过程中跨越一个很长的时间跨度所发生的创伤，可能会导致产生复杂的创伤后障碍。

第二章

心理创伤学的发展

心理创伤学是一门古老但又全新的学科。在当今关于救助过程的认识中，稳定化和情感调节是核心的元素。大量研究集中于毒性压力所致的长期后果上。不同的影响过程都已经被知晓。

19世纪末期科学家开始研究压力性事件（比如事故或者性暴力）所导致的心理后果［如：让－马丁·沙尔科（Jean-Martin Charcot）、皮埃尔·雅内（Pierre Janet）以及西格蒙德·弗洛伊德（Sigmund Freud），1895年在巴黎］。那时候人们就发现，经历过创伤的个体无法连贯一致、条理清晰地讲述事件的经历，相关记忆无法整合入他们的生活史中，他们忍受着由这些记忆所唤起的强烈的恐惧情绪以及身体症状，在回避这些感受的过程中发展出情绪的麻痹状态，并最终失去他们根据情境来适当地调控自己情绪、情感的能力。幸存者好像一直被困在事件发生的当下，而无法感知事件其实已经过去。在经历了一段与"创伤"有关的知识被遗忘与重新记起的相当长的历史之后，随着1980年"创伤后应激障碍"被纳入DSM-Ⅲ，才开始了对创伤、创伤后障碍及创伤康复的教学和研究。现在人们已经认识到，心理学、生物学和社会因素之间复杂的交互作用是最重要的影响因素。对必要且适当的帮助方法的探索，进入了研究关注的中心。

暴露或者稳定化

在很长一段时间，人们都认为必须要把那些被埋藏的记忆放到日光之下，以便幸存者可以从创伤的后果中解脱出来。从我们今天的认识来看，这比较适用于急性的单一性创伤，而非连续性创伤和发展性创伤。对于后面提到的这两种创伤，在对个体进行帮助的过程中，我们应该先不触及创伤记忆，直到幸存者在日常生活中能够感觉到安全并拥有进行足够情感调节的能力，以便他们之后能够应对那些在面对自己生活经历中的阴暗面时所产生的压力（Herman，2003）。不同形式的稳定化技术使来访者们重新赢得自己的生活。他们生活在充满意义的当下，而不是一再不由自主地重新陷入充满威胁的过去。神经生物学的知识也以有力的论据帮助论证了稳定化的必要性。那些过早地被迫面对创伤性童年经历的人，会表现出边缘系统（中脑）皮层下结构高度的活跃性，与此同时，负责找出明智解决方案的新皮层（大脑皮层）的广泛区域是不活跃的，出现这样状况的还有布洛卡语言中枢。当事人就像是在最初创伤性经历发生的当下，"惊恐得说不出话""找不到语言"。情感的漫溢因此阻碍了个体在日常生活中仔细思考并做出可计划的有效应对方案、把整个事件转化为语言的能力（Kolk，2015）。

让那些被自己的依恋对象虐待、滥用或者忽视的孩子能够在大脑的认知层面寻求解决方案，是对他们的过分苛求。在创伤性的威胁下，我们的大脑无法像平时一样处理信息。孩子们被弥散的惊恐反应所淹没——一种混杂着恐惧、恶心、愤怒、屈辱、仇恨和无能为力感的情绪反应。大脑切换进入了应急状态。在这一应急状态下，大脑前额叶负责执行功能的外皮层无法投入使用，在这一皮层上的刺激被传给其下层结构，即边缘系统及脑干。遭受创伤的孩子在不堪忍受的危险中，以由大脑深层结构所掌管的原始求生模式进行反应，他们陷入战斗或逃跑的状态，陷入僵化麻木或压抑屈服。这种应激反应程序越频繁地被启动，身体上的高度兴奋性（战斗或逃跑）或低度兴奋性（僵化麻木或压抑屈服）的行为方式，就越会明显地成为孩子人格的一部分。大脑是根据实际使用情况来建构自己的，应激情况会变成标准情况，即使很小的压力也会导致应激反应的发生。歪曲的感知导致了灾难性的反应模式。增加的易激惹性及潜在的暴力性，和与自身行为后果有关的低反应性并行出现。

当今关于创伤性压力后果的研究，把注意力集中在毒性压力所导致的长期后果、次生后果，以及心理复原力与慢性毒性压力如何共同起作用上。

长期后果

长期毒性压力可能会引发大脑发育障碍，造成神经系统和免疫系统功能的损伤，并由此影响个体终身的健康和疾病状态（Scaer，2014；Huether，2005）。不良童年期经历研究（Adverse Childhood Experience Study，简称 ACE）非常清楚而深入地研究了儿童期慢性创伤性压力对个体成年后健康的影响。文森特·菲利蒂（Vincent Felitti）在美国对17337 名被试进行了研究，以了解压力性的童年期经历到底在多大程度上会给成人后的精神和身体状况带来显著影响。比如，早年依恋对象的丧失、父母有成瘾问题或精神疾病、持续被羞辱或贬低、身体和性暴力，以及长期被忽视的经历，会造成对免疫系统持久的损伤，并增加个体成年后罹患癌症、冠心病、慢性肺功能损伤、糖尿病和中风的风险（Felitti，2002）。这一研究在美国的一些州得到了延展（Behavioral Risk Factor Surveillance System，行为风险因素监测体系）。这些后续研究证实了 1997 年第一次研究的结果（Gilbert et al.，2015）。对于德意志联邦共和国（Bundesrepublik Deutschland，BRD），德国创伤后果代价研究的作者们证实："在生物－心理－社会模型的若干影响因素变量中，童年或青少年时期的创伤经历明显增加了个体患上某种特定疾病或者障碍的风险"（Habetha et al., p. 93）。

另一个研究证实了这个假设，即：情绪上的虐待，如暴力或者忽视，会对正在成长的青少年产生灾难性的影响。持续对孩子进行贬低侮辱，迫使孩子见证男性对女性的暴力，或因为父母的成瘾问题使孩子成为更年幼的兄弟姐妹们的照料者，都是在通过"打心灵的耳光"对孩子进行伤害，正如同真实的毒打（Vachon et al., 2015）。围绕来自美国加州大学洛杉矶分校的内奥米·艾森贝格尔（Naomi Eisenberger）的研究团队证明了，社交回绝和社交排挤会激发与身体疼痛相同的脑区。研究者把目光聚焦在前扣带皮质（Eiesenberger et al., 2013）。"被排除在外""不属于"或"被社交排斥"，会激活同一个神经模式。没有人"在场"来回应个体对于依恋的需求。遭受创伤的儿童于是成长成为失去信任的成年人，不再相信有人愿意善待他们。孤独和痛苦成了常态，他人让他们感到害怕。自我调节和压力应对，成为他们终生的难题。

表观遗传学

表观遗传学（epigenetics）这一科学分支，致力于研究个体的经历和体验在多大程度上不仅会损伤身体功能，除此之外还会影响遗传信息（基因组，genome）。在我们的遗传物质中约有 30000 个基因，但不是所有基因都处于活跃状态。小的化学分子，即所称的甲基团，决定了基因的活性。马克斯普朗克研究所位于慕尼黑的精神病研究所（Max-Planck-Institutes für Psychiatrie）的研究者们证实，童年期的巨大创伤性压力会导致一种压力调控基因的改变（甲基团的脱落），这一改变也会遗传到下一代身上（Klengel & Binder, 2013）。

在"产前编程（prenatal programming）"这一关键词下想要研究的是，在怀孕期间子宫内的影响是否会给孩子的压力敏感性刻上烙印（Bolten，2013）。目前似乎可以肯定的是：处于高压下的母亲们使她们正在成熟中的后代"淹没"在压力激素中。孩子很早就"学到"，他们成长在一个威胁性的环境中，并且因此发展出一种特别脆弱的压力处理系统，具有很弱的心理复原力或称心理弹性，比如经历过世贸大厦袭击事件的纽约妈妈（Yehuda，2005）或者经历过荷兰1944年大饥荒的妈妈（Painter et al.，2008）的孩子。在荷兰的研究中，研究者发现，无论是母亲，还是之后长大的孩子们，都会表现出明显的健康问题，即使这些问题并不能由早期的营养不良来解释。而大屠杀的幸存者们也把自己的创伤以表观遗传学的方式传递给她们的孩子。他们明显更频繁地遭受压力所致疾病的困扰（Yehuda et al.，2016）。令研究者们一再感到惊讶的是，那些经历过创伤的父母所生的孩子，甚至会出现跟他们父母相同的梦。

这些研究结果如何与我们的假设相适合，即遗传其实应该服务于将后代更健康、更强壮地带到世界上来？胎儿在母体中所经历的，在某种程度上可以说是对他人生的预告。表观遗传学上的改变，使有机体更敏感地为预期中的压力做准备。当压力系统预先做出警告，人就能够在敌意的环境中，或快速地做出行动，或快速地找到保护。但如果个体对灾难的预期在生活中没有成为现实，这种失调就可能导致疾病或精神障碍。

今后的研究将需要致力于探究，在生命前几年如果有一个非常充满爱的环境，是否可以扭转表观遗传学上的变化。动物研究的初步结果已经为此提供了线索。苏黎世大学一个围绕伊莎贝尔·芒叙（Isabelle Mansuy）的研究团队证实，积极的环境因素可以将压力所致的行为改变在基因层面上进行修正，否则这种改变将会遗传到下一代身上（Gapp et al.，2016）。

不同的发展进程（轨迹）

关于是否每一次创伤都会发展成创伤后障碍这个问题，相关研究同样可以给出答案。在大量的研究中，研究者调查了不同的发展过程。总体来说，家庭内部暴力比起家庭外部创伤会更经常地导致慢性的症状发展进程的出现。在一个包含 1420 名经历过创伤性压力的孩子的研究中，研究者分别在他们 9、11、13 和 16 岁时进行了调查，只有 13% 的被调查者表现出创伤后应激症状，只有 0.5% 的被调查者表现出完整的 PTSD 症状（非意愿的重新体验、回避行为、身体过度兴奋），其中大部分孩子遭受过身体或性暴力。作为共发症状，在这些孩子身上还会出现焦虑障碍或抑郁状态（Copeland et al.，2007）。

在一个针对 175 名因遭遇事故而受伤的孩子的研究中，发现 57% 的被调查者在事故后两年间表现出心理复原力（显著低于 PTSD 的临床发生率），33% 在事故后 4~6 周就从他们的应激症状中恢复过来。只有 10% 的被调查者承受着 PTSD 的慢性症状（Le Brocque et al.，2010）。在奥斯陆和假日小岛于特岛（Utøya）袭击 * 发生 7 个月后，研究者评估了 10220 位挪威青少年的数据，其中有 20% 的被访问者直接认识亲历过此次袭击的当事人。80% 的被访问者报告自己的世界观发生了改变，但只有 0.8% 的人表现出重新体验的症状，5% 有回避的症状以及 1.1% 有身体过度兴奋的症状。这个事件只导致少数的青少年出现了 PTSD 的症状，但是却给挪威青少年在对重要生活主题的评估上留下了显著的痕迹（Nordanger，2013）。

在美国，一个研究小组调查了 7258 名遭受卡特里娜飓风及其严重后果影响的儿童及青少年。事件发生 4 年后有 52% 的被调查者始终只表

---

* 2011 年 7 月 22 日，恐怖袭击者用炸弹袭击了挪威首都，之后又袭击了其附近的于特岛上的一个青少年夏令营的营地，共杀害了约 100 人。——译者注

现出很少的症状（心理复原力），另外 21% 的被调查者从最开始很严重的初始症状中恢复过来。另一组约 18% 的被调查者在整个时间范围内表现出越来越多的症状，第四组约有 9% 的被调查者从一开始就表现出严重的 PTSD 症状（Osofsky et al.，2015）。

另一个研究组发现，在经历面向群体的持枪袭击（"大规模枪击"）后，有 61% 的当事人表现出心理复原力，30% 的人会从最初的严重症状中慢慢恢复，只有 9% 的人会发展成慢性症状（Orcutt et al.，2014）。

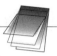

要　点

➤ 对于创伤后障碍的康复治疗来说，在所有适合的方法中，稳定化是首选——受创伤的程度越深，此种方法越长期适用。

➤ 童年期连续重复的高强度创伤会导致个体免疫系统受损，并在表观遗传学意义上给人的遗传信息带来影响——创伤发生的时间越早，带来的影响越巨大。

➤ 大量研究证明，儿童和青少年可以从创伤性压力中康复——因家庭外部因素所致创伤比家庭内部创伤更有可能康复。

第三章

风险因素、心理复原力及创伤后成长

　　在创伤发生后的发展进程中，风险性因素与保护性因素相对，后者对于家庭外部因素所致创伤比家庭内部因素所致创伤，有着更强有力的影响作用。在此，促进心理复原力或称心理弹性（resilience）的因素也同样在被研究。创伤后成长（posttraumatic growth）描绘的则是有关健康机制的（salutogenetic）*研究方向上一个补充的角度。

　　很多人在遭受创伤后的很多年中都不再像以前一样"正常地功能运转"。他们的反应在多年间占据了有关创伤和丧失文献的主导。在关于心理复原力的研究中，研究者关注的是，人们如何即使在身处灾难、创伤和危险带来的逆境之中时却仍然能够继续茁壮成长。在此，风险因素被与可以促进康复进程的因素相对比。

　　作为风险因素，包括：

- 低龄
- 属于少数族群

---

* salutogenesis：健康机制，指健康的产生、保持和促进机制，与发病／病理机制（pathogenesis）的概念相对。——译者注

- 较低的社会经济地位

- 心理障碍

- 严重的创伤

- 持续及频繁的创伤

- 感知到的生命威胁

- 熟人的死亡或受伤

- 依恋对象的不恰当行为

- 创伤后缺乏社会支持

- 不良的应对策略

- 其他压力性生活事件

风险性因素越少，对创伤的加工处理越容易。

家庭外部创伤后的心理复原力因素

对所有年龄的人，尤其是儿童和青少年来说，社会支持已经被证明为创伤后应激障碍最重要的预测性因素。创伤的持续时间和强度以及家庭系统所能够提供的支持的质量，决定了在家庭外所遭受的创伤是否会发展出慢性的创伤后障碍。具有心理复原力的家庭会发展出相应的资源，使他们能够以促进康复的方式来应对沉重的负荷。他们会：

- 接受危机

- 发展出家庭取向的观点

- 关注于解决问题取向的观点

- 在经历危机过程中表现出增加的合作性

- 在表达感受时努力保持情绪上的开放性

- 交换不同的观点和立场
- 喜欢与彼此待在一起
- 角色分工具有灵活性
- 能够有效地获得资源
- 能够应对自己或他人的情绪爆发，而不会变得暴力
- 知道酒精、毒品或药物不适于用来减轻压力（Figley，1989）

在一系列的家庭外创伤中，比如事故、袭击、动物攻击或住院，家庭支持系统并不是立刻就能够获得。创伤的核心几乎总是一种极度的孤独感——"被上帝和所有人遗弃"，伴随着无助感和无力感。但是通过快速的社会支持可以使后果减轻，即使不是每个家庭（或每个社会系统）都能够完整提供所有促进康复的因素。在一些创伤性事件中，其他家庭成员可能也同样身体直接受到安全威胁，比如，战争、内战、逃亡或自然灾害。或者创伤性事件包含了与家庭突然而持久的分离，比如，人质绑架或者诱拐。对诸如此类创伤事件的处理要比单一创伤难于成功。

家庭内部创伤的心理复原力因素

因严重的忽视、情感或身体虐待或者性暴力等家庭内部因素导致的创伤经历，绝大多数都是以家庭支持的明显或完全缺失为标志的。这样的孩子需要家庭外部社会的依恋对象作为他们的"安全岛"：其他的亲属、幼儿园老师、教师、团体组织的负责人。只要在面对更进一步创伤时的外在防护还不能得到确保，这些提供安全的人可以使在危险时期中的生存变得容易一些。

在埃米 - 沃纳（Emmy-Werner）研究实验中，研究者在 40 年间规律地调查了夏威夷一个岛上全部当年出生的人（1955—1995），该研究

显示，儿童和青少年即使因为父母的原因（比如贫穷、酗酒和 / 或吸毒、违法犯罪、精神疾病、慢性疾病）只有非常受限的初始生活条件，但仍可能走上一条积极发展的人生道路。在他们身上促进心理复原力的因素包括：至少平均水平的学校表现，以及能对老师和朋友产生积极影响的气质。这使他们能够在与家庭之外成为他们人生导师的成年人之间的依恋关系中，找到对自己能力的信心。导师们增进了他们的自信心，给他们提出了他们需要完成和掌握的任务，并奖励了他们的独立性和主动性。此外，从属于有着明确规则和结构的团体（公社或体育团体）也是促进心理复原力发展的。当然，32—40 岁这一年龄段比 18 岁显示出明显更积极的结果。尽管有着人种和历史方面的特殊之处，但埃米 – 沃纳实验的研究结果可以扩展适用于美国和欧洲（Grossmann，2003）。

对儿童来说，促进他们复原力最有效的方法是，给他们提供一个支持性的、保护性的以及具有适当挑战性的环境，在这样的环境中他们的情绪和认知能力可以获得成长。这样的环境包含：与依恋对象充满爱的关系、清晰的角色榜样、与同龄人间良好的关系、有效的学习条件、在他们无法控制的压力前提供保护、反复出现需要他们应对和克服的挑战、足够的经济资源。这样的环境能够最好地促进面对创伤性压力时的抵抗力（Masten，2014）。

创伤后成长

劳伦斯·卡尔霍恩（Lawrence Calhoun）和理查德·泰代斯基（Richard Tedeschi）致力于研究一种现象，即创伤后障碍的另一面：创伤后成长。在此，人们观察到，有些人在经历创伤后会发展出新的生活品质。这让他们明显更加珍惜自己的生活和身边的人。那些其他人视作非常普通，因此几乎完全不会注意的东西，他们会特别留心：大自然的美、气味、味道、颜色以及任何生命的生命力。人际关系的价值焕然一新。有人发展出以前没有的精神观点。有人发展出新的人生目标，并放弃他们之前（对于人生）的基本假设。似乎通过与自己的脆弱相遭遇，他们反而更加清楚地意识到自己的力量所在。创伤后成长并不一定是创伤后应激障碍的替代可能性，而是完全也可与之平行共存（Zoellner et al., 2006）。

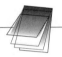

要　点

➢ 不同的创伤可能包含不同的风险因素。

➢ 通过家庭或社会关系网所提供的快速社会支持，可以在家庭外部创伤发生之后，降低出现慢性创伤后症状的风险。

➢ 即使没有后继的外部安全保障，家庭外的社会支持也可以减轻家庭内部创伤的后果。

➢ 平行于或者替代创伤后压力，可以发展出创伤后成长。

第四章

创伤及创伤动力学

在思考创伤的后果时，必须关注神经生物学研究领域的观点以及依恋研究的结果。而"恰当的理由"及"耐受窗"的概念，与现代心理创伤学的观点密不可分。

神经生物学

当一个人面临生存威胁时，在恐慌的状态下，他首先会寻找可以把他解救出来的人，同时释放催产素（依恋激素）。如果被称为"依恋呼叫"（"救命""妈妈""哦，我的天啊"）的举动没有获得想要的结果，逃跑–战斗系统就会登场，伴随着分泌由肾上腺皮质产生的肾上腺素和去甲肾上腺素。我们于是变身"超人"或者"女超人"：通过加快的心跳和储备血糖的释放，会让我们变得活跃起来，并支配着我们自己都没有想到自己能拥有的力量。如果在一个创伤情境下，既不能逃跑也不能战斗，我们便是处于一种被创伤"钳制住"的状态（Huber，2003）。在惊恐面前我们僵住不能动。在这种僵住的状态中，我们的大脑切换到紧急状态。在这种存在性威胁的情境下，我们大脑外皮质的精细结构超过了负荷。大脑皮质（新皮质）绝大部分进入临时"休假"

状态（包括布洛卡语言中枢），边缘系统和脑干的皮质下结构接管了领导权，通过进入僵化或者屈从（假死反射、解离）的状态让人们能够幸存下来。这其实是一个非常巧妙的安排，一旦当大脑外部的精细层超过负荷时，其下更深处、更为原始的层次就会单独开始行动。于是人们会"吓得张口结舌"，"找不到语言"，并且惊恐"占据了身体每个部分"。

只是，这个巧妙投入使用的应急切换也有它的诡计。边缘系统中很微小的一个部分，被称为"杏仁核（amygdala）"的结构，接管了"烟雾探测器"的任务。当一个与最初的危险情景相类似的片段又出现时，即使是在没有危险的情况下，一幅画、一个声音、一种气味、一种身体感觉或者一种情绪，杏仁核都会拉响警报。然后，大脑就会在没有先行检查的情况下再次切换到紧急状态。新皮质重又停止工作，人们重又僵住或者进入假死反射。有些人会陷入亢奋或者为自己而战，去做所有在他们当初的情境下不可能去做的事。用专业术语来说，这种被重新记起的体验是通过创伤碎片而"被触发的"。"触发器"就是步枪或者手枪上的半圆形扳机——触发信号。一切发生得那么快速就像是开了一枪，来自过去的感知和情绪一下子被移到了当下。这就好像生存威胁一再重新出现。

多重迷走神经理论

在过去的这些年间，斯蒂芬·波格斯（Stephen Porges）以其提出的多重迷走神经理论（Polyvagal Theory）* 为理解人的自主神经系统做出了重要的贡献（Porges，2017）。他描述了三种反应复合体，它们既

---

* 又译"多层迷走神经理论"。——译者注

会对面部表情又会对内脏（内脏系统）产生影响。波格斯认为，自主神经系统不依赖于意识（新皮质）地持续地做出评估，一个情境或者社会环境在何种程度上是不危险的、危险的或威胁生命的。自主神经系统的三个具有等级结构的亚系统对来自环境的刺激做出应答。在没有威胁的、安全的情况下，前（腹）侧副交感迷走神经做出反应，使我们可以融入环境，去发展积极的联结和社会关系。在危险的情况下，相对比较不灵活的交感神经系统会做出反应，并且启动求生机制。通过杏仁核（边缘系统）的警报，呼吸会加速，更多的血液流向肌肉，而流向大脑皮层的血流量会减低。需要大量能量的"战－逃"反应将会被执行。

当社会参与和"战－逃"反应都不能够保障安全的时候，后（背）侧副交感迷走神经就会登场开始发挥作用，作为最原始的和最后的一道防线。这个系统导致机体进入一种以假死、不动和昏厥为形式的非动员（immobilisation）*状态。通过慢性（反复）的僵化静止产生解离症状，比如，运动无力、瘫痪或麻痹、内在躯体知觉障碍、昏沉混乱以及注意力缺陷。这些症状常常令人感觉困惑，并被理解为抑郁或被动攻击行为。如果理解创伤动力学的这一部分，这些症状就比较容易解释了。

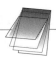

记住：自主神经系统的反应

➤ 安全／不安全的情境——进入或没有压力地避开关系（前侧副交感迷走神经）

➤ 危险的情境——激活"战－逃"反应（交感神经系统）

➤ 威胁生命的情境——僵化、假死反射、昏厥（后侧副交感神经）

➤ 所有上述三种反应，或者没有、或者只有很少的新皮质的参与。

---

* 机体的活动性处于不被调动、不被动员起来的状态，在此即指僵化静止的状态。——译者注

恰当的理由

当我们透过"创伤"这副眼镜来观察时，许多最初看起来引人注目、奇怪或者令人费解的行为，其实都有一个恰当的理由。这个理由，当然是存在于过去，并给那些表现出这些行为的人现在的生活造成了困难。在那些遭受过创伤并发展出慢性症状的人身上，常常可以从以下方面为他们的异常找到解释。

A：**来自于创伤情境的行为**：比如，在当时很有帮助的是通过假死反射让自己在情绪上幸存下来；当杏仁核再度拉响警报时，这一行为就又会被启用。

B：**在创伤情境中不可能，但是现在可以做的行为**：某人可能会产生一种"想要杀人的暴怒"，但当时因为身体的弱小而没有能力表达出来。或者某人当时想要逃离，但那个时候无法做到。现在当杏仁核再度拉响警报时，这些行为就会被使用。

C：**对创伤补偿性的行为**：每当一个人被创伤碎片所触发时，情绪都是如此难以忍受，以至于不得不做些什么，好让自己进入其他状态：自伤，酗酒或吸毒，自杀意图。有一些进食障碍也可以归类于此。

简单来说，这些行为恰当的理由，存在于"彼处"和"彼时"。然而人们用这些行为"糟蹋"了自己的"此处"和"此时"。

耐受窗

依恋理论的研究者们认为，如果婴儿能够从依恋对象那里体验到敏锐体贴的依恋行为，他们就有可能日渐扩展自己的情感调节能力。他们体验到的是，他人能够准确地感知他们的需求，能够恰当地解读这些需求，并迅速而适当地满足这些需求。这不仅促成孩子发展出一种"安全依恋模式"，而且也会使孩子形成更宽的耐受窗范围。他们不断地学习着，去推迟需求的满足，以及对因过度兴奋或过度抑制而产生的不适感进行自我调节。安全依恋的孩子在这个世界上不断奔向探险之旅，并在遇到危险时能够在安全的港湾抛锚停靠——在他们敏锐体贴的依恋对象那里。孩子的年龄越大，探索之旅就走得越远（Brisch & Hellbruegge，2014）。如果一个孩子，他的需求持续得不到满足，即使他有依恋对象，但如果依恋对象出于某些原因始终不能够敏锐体贴地回应他们的（需求）信号，他们就会发展出回避型的不安全依恋模式。这样的孩子很早就学会了必须自己照顾自己。他们学会了回避依恋。而另一种孩子，他们与依恋对象生活在一起，依恋对象有时会注意到他们的需求，然后有时候却又突然不再在意，这样的孩子学到的是，他人都是不可信赖的。这种依恋模式被称为矛盾型的不安全依恋。他们投身于任何一种提供给他们的关系供应中，但却从未真正满足。

而最艰难的情况是，如果那些提供照顾的依恋对象虐待孩子、极度忽视或者对孩子实施性暴力，即：当那些应该为孩子在这个世界上的安全负责的人，反而把孩子带向了危险时，这时候孩子就会发展出混乱的依恋模式。当他们经历了一个不可预测的世界，他们的行为就会或多或少表现得不可预测。当孩子有规律地反复经历威胁性的事件，包括共同经历／目睹家庭暴力，他们就很有可能熟悉两种状态：尖叫／愤怒以及屈服／耗竭／解离。这些应急反应越频繁地必须被使用，它们就越清晰地变成了当事人的人格特征。格拉尔德·许特（Gerald Huether）将此称为"由使用情况决定的大脑结构化"（Huether，2005）。即使是很微小的压力体验，也会唤醒大脑应急回路，耐受窗范围就会变窄。人们推测是压力激素皮质醇（cortisol，可的松）的分泌过剩破坏了已经发展的大脑调节回路。在其他人可以自己调节的情境中，这样的孩子则需要借助外界的帮助（来进行调节）（Huther et al.，2012）。他们当中的有些人会发展出特别有问题的世界观和自我印象：人们是令他们恐惧的，孤身独处是好的，疼痛是好的。

如果除了通过忽视或暴力持续伤害孩子的人，再没有其他依恋对象可以提供给孩子，孩子就只能在"没有联结的生活"和"与伤害他们的人联结"之间做选择。如果得不到他们所需要的，就必须满足于所得到的，因为他们还太过于不独立、还需要依赖他人，他们没有能力离开那些危险的人。这样的情况致使孩子发展出病理性的依恋，常常持续一生。

布鲁斯·佩里（Bruce Perry）将孩子在持续的虐待中所发展出来的反应，称为还幸存着的孩子的**"敏感化的过度唤醒应答"**，也就是说，特定的记忆会被一般化或称泛化。日常的压力源（便会）导致过度反应，害怕会迅速转变为巨大的恐惧并形成恐怖体验。这种持续的焦虑状态会演变为人格的组成部分，并因其冲动性而引人注目。在另一些孩子那里，单调的环境、缺乏触摸和缺乏刺激（忽视）更可能导致**"敏感化的解离性应答"**的出现。如果一个孩子不能成功地引起他人对于他所处困境的注意，他就会陷入身体、认知和情绪上的僵化状态。过分的要求和威胁会扩大恐惧和焦虑，孩子从僵化发展为解离。于是孩子看上去好像没有感觉、没有反应、像做白日梦一样、像机器人一样以及心不在焉好像不在场一样。在这两种过程中，随着时间的流逝，最初的状态变成了稳定持久的性格特征（Perry et al.，1995）。

严肃认真的研究者们认为，童年早期的虐待经历会导致大脑发育受限。尤其可能影响到胼胝体、左侧新皮质、海马体和杏仁核。这会导致边缘系统的活跃性增加，以及大脑冲动控制区域的活跃性减弱（Teicher et al.，2003）。

要 点

➢ 在创伤性威胁下，大脑切换为应急状态，此时聪明的新皮质区域不可用。在"被触发"的情境下，常常也是发生同样的反应。

➢ 受创伤的人所表现出的症状性的行为方式，对于当时的情境来说是有意义的反应，然而却会使现在的生活变得困难。

➢ 童年期连续重复遭受的创伤体验，可能会导致情感调节障碍，对他们来说，微小的要求就可能导致他们愤怒爆发或者进入完全的僵化状态。

第五章

临床诊断

根据 ICD -11 的临床诊断标准，我们可以区分急性应激反应、创伤后应激障碍和复杂性创伤后应激障碍，此外，还有其他特定与创伤性压力相关的障碍。已经有经证明可靠的测试工具可供使用，但它们不应被孤立地使用。

诊断，始终都是一种社会建构过程的结果。它描述了一组包含神经生物学、生物学、（人际）互动以及文化方面条件因素的行为方式，并且这些行为方式常常是对某事物的反应。精神科医生、心理治疗师及心理治疗医学医生沃尔克马·阿德霍尔德（Volkmar Aderhold）认为，目前的诊断系统将社会、文化和经济现实"个人化"，而导致污名化和歧视的出现，这最多只是对制药工业有帮助。我们必须找到一种战略上与它打交道的方式，但对它不必太过重视。临床诊断只是暂时地看问题的方法和观点，应该首先服务于了解和沟通（Aderhold，2018）。

世界卫生组织自 2022 年开始有效通用的《疾病和有关健康问题的国际统计分类》（*International Statistical Classification of Diseases and Related Health Problems*, 11th Revision，简称 ICD - 11，2016）在对与压力和创伤相关的不同疾病的区分方面，远超其前身（ICD -10，2001）。

急性应激反应

急性应激反应（Acute Stress Reaction，ASR；ICD -11：QE84），作为命运交付于极端危险情境（比如，由自然或人为因素造成的灾难、战争、重大事故、性暴力、袭击）后的结果，表现为暂时的身体、认知和行为症状。其可识别的症状表现有恐惧、混乱或麻木的感觉、悲伤、愤怒、怀疑、过度兴奋或者不活跃、社交退缩或者身体僵化。这些症状表现是对极端压力源的正常反应，随后会持续几天，并有可能延续至6 ～ 8 周。

创伤后应激障碍

创伤后应激障碍（PTSD；ICD -11：6B40），发展于一个或一系列极端压力性事件之后，由以下几方面组成。

- 重新体验威胁性事件（闪回、噩梦、回忆），并伴有强烈的害怕或恐惧感，这种情绪体验的强烈程度常与创伤性事件发生时的相同（尤其是儿童：在游戏中重新上演）。
- 回避对事件的想法和记忆，回避那些能让个体回忆起创伤事件的活动、情境或者人，情感迟钝淡漠并对他人漠不关心（尤其是儿童：游戏能力受限、回避安静的状态、回避社交、退行、丧失发展能力）。
- 持续的身体上可感知的威胁，比如，提高的警觉性，面对与创伤相关的画面、声音或味道（创伤碎片）时非常容易受到惊吓（尤其是儿童：半夜惊醒、不听话、情绪变化无常、诱发身体疼痛、睡前恐惧）。

■ 这些症状必须至少持续几周，并带来对重要生活方面（个人、家庭、社会、学业、职业等）的明显损害。

复杂性创伤后应激障碍

复杂性创伤后应激障碍（Complex PTSD；ICD-11：6B41）同样也是对极端威胁性事件的反应，或者是威胁性事件所带来的后果，在这些事件发生时，个体无法逃跑（比如，刑讯、被奴役、种族屠杀、持续的家庭暴力、童年时持续的性暴力或身体暴力）。这些压力导致所有PTSD的症状出现，此外还附加包括如下特征：

■ 严重且持续的情感调节障碍
■ 持续将自己感知为价值低下或没有价值，伴有与创伤性事件有关的深层羞耻感、负罪感和失败感。
■ 持续难于与他人发展并维持亲近的关系。

复杂性创伤后应激障碍在重要的生活方面（个人、家庭、社会、学业及职业等）造成严重损害。

ICD-11还提供了其他与创伤相关的诊断，这里我们只概括地介绍一下：不恰当的亲近/无距离行为（作为童年期被忽视或者剥夺的结果）；其他特定或非特定的与压力相关的障碍（6B4Z和6B4Y）；犯罪或恐怖袭击受害者（QE80）；经历自然灾害、战争或者其他敌意行为（QE81）；个人被虐待史（QE82）；童年期个人恐怖经历（QE83）。

儿童的创伤后障碍

即使这些不同的障碍和症状被如此详细地描述，但想要借助这些诊断标准对儿童和青少年做出一个有说服力的诊断，还是很困难的。由于缺乏对发展心理学视角的考虑，以及那些很难从儿童那里记录的症状，比如侵入性记忆和过度增加的警觉性，都使创伤后应激障碍的诊断变得非常困难。一项在美国发表的研究发现，因为遭受多次创伤而正在接受治疗的儿童中，只有少于四分之一的符合 PTSD 的诊断标准，同时还显示出大量的其他障碍（Spinazzola et al.，2005）。这很有可能是因为，儿童和青少年的创伤后障碍必须要视作可能涉及生活各个领域的、复杂的整体性伤害。在专业文献中，这被称为创伤后障碍（Traumafolgestörungen），或者作为与儿童和青少年创伤后应激障碍相平行的抑郁障碍、焦虑障碍、强迫症、躯体形式障碍、社会行为障碍、行为障碍、ADHD、情感调节障碍、发育障碍、成瘾行为及违抗行为（Schmid et al.，2010）。

在遭受创伤之后，儿童和青少年可能会表现出多种不同的发展轨迹：一生都没有发展任何症状；最初具有复原力，但在再次遭受创伤后发展出症状；最初发展出创伤后障碍，但随后痊愈；持续一生的创伤后障碍。佩尔科尼格（Perkonigg）等人的一个调查显示，在遭受性暴力、经历战争、亲近的家庭成员意外死亡或身陷有生命危险的情境之后，尤其是非常早期曾经遭受过这样的经历的儿童，有最高的风险可能会发展出创伤后应激障碍。

对适用于儿童和青少年创伤经历的测量工具感兴趣的人，可以在托马斯·亨塞尔（Thomas Hensel）的"儿童创伤学院（Kinder-Trauma-Institut）"的网页上找到一个非常好的、会定期更新的概览。特别需要提及的是，一个挪威机构"儿童与战争基金（Children and War Foundation）"的网页上可以下载一个有多种语言版本的、非常可靠的重访儿童事件影响量表（Revisited Children Impact of Event Scale，CRIES 8 ）。

要 点

➤ 诊断是暂时的现象，而不应将其理解为就是真正的事实，而
  是最好将其理解为是方便有用的。

➤ 依据 ICD 的诊断标准而得出的创伤后应激障碍的临床诊断，
  只包括了遭受创伤后障碍的儿童和青少年中很小的一部分。

➤ 创伤后障碍还表现出其他引人注意的地方，或者与 PTSD 的
  症状一起作为共病。

➤ 即使有可靠的测试工具可供使用，但孤立地只关注 PTSD 症
  状是不太有益的。作为补充，在此需要回答一个问题，即：
  当事的儿童或青少年是否必然遭受了一个创伤性压力，以及
  这个创伤性压力是否导致了症状的出现。

第六章

稳定化作为创伤治疗和
创伤咨询的组成部分

无论是在创伤治疗还是在创伤咨询中，外部和内部的稳定化都是在与受创伤者的工作中一个重要的组成部分。

在过去，创伤治疗曾主要被理解为要对创伤进行"修复"，而今天，专业上普遍接受的观点是，尤其是对经历过连续创伤以及曾在儿童期发展过程中受到过创伤的人，应该帮助他们更好地应对日常生活，并能够更加具有自我效能地应对症状。在英美语言区，发展起来被称为"前向创伤治疗（Forward Trauma Therapy）"的概念，对比以进行快速创伤暴露为导向的"后向创伤治疗（Backward Trauma Therapy）"。在前向创伤治疗中，并不是主要要把心灵中与创伤有关的东西"清理"掉，而是要针对现在和未来进行"稳定化"。在这一点上，创伤咨询和创伤治疗在我看来彼此间没有区别。

在教育咨询中所做的，是否应该归于咨询或治疗的范畴，是由其他因素所决定的。其中一个因素肯定是所从事的职业。如果你是儿童和青少年心理治疗师或者心理治疗师，就可以在严格意义上说是在进行心理治疗，而比如社会教育学家，所做的就是咨询。在教育咨询机构中，这个边界当然是比较模糊的，因为两个职业团体的工作任务都是要为减轻症状而开展关系工作；两个职业团体都要协助家长使用和拓展他们的资源；他们还要支持儿童和青少年，去战胜自己发展过程中所面临的挑战。理想的状况是，这些都是在一个以依恋为导向的、由多人组成的设置（家庭，部分家庭，所住地社群，寄养或收养家庭等）中进行。

一个人是否明确地提供创伤治疗，更多地取决于这个人是否进一步*接受并完成了专门针对创伤的继续培训，并且除了稳定化干预技术之外，还拥有足够丰富的知识与经验，在进行创伤暴露时——在来访者面对来自于最初威胁性体验中的画面、情感和身体记忆时，对他们进行支持。这里众所周知的是，有一些这种继续培训只提供给医生和心理学毕业的心理治疗师，比如对眼动脱敏与再加工（Eye Movement Desensitization and Reprocessing，EMDR）方法的继续培训。

许多干预方法既是创伤咨询的一部分又是创伤治疗的一部分，比如稳定化（技术）。稳定化的（应用）领域涉及：

- **外部的安全**。只有当一个存在性威胁或另一个存在性威胁不再持续发生时，个体才有可能从这个创伤性压力中恢复过来。只有当折磨已经结束，对于所遭受的折磨进行必要的肯定和尊重，对当事人才是有作用的。
- **加入和参与能得到他人积极评价和受人尊重的社会团体和集体活动**。在创伤中，即使身边围绕着很多人也在经历着类似的事情，但人还是会觉得"孤苦伶仃"，比如在跨越地中海的逃亡途中，或在经历比如发生在杜伊斯堡爱情大游行时的群体性灾难期间。没有能够终结创伤性威胁或把他从存在性威胁中解救出来的人在那里。人们觉得自己被其余的人类群体所孤立或被抛弃出来。重新融入社会群体是迫切需要的。

---

* 在德国，需要首先取得国家认可的疗法（在过去多年间一直为：认知行为疗法、心理动力学疗法以及以深层心理学为基础的心理治疗；近两年新增加了：系统疗法和用于治疗PTSD 的 EMDR 疗法）的职业培训，最基础为 3 ～ 5 年，并经过国家考试取得政府颁布的执业资格。在此基础上，还 / 才可以再继续进行其他有针对性的进一步培训和深化。——译者注

- **自我效能感**。在创伤性威胁中，不存在自我效能感，甚至于，创伤之所以是创伤，正是因为人无法与之抗衡或无法从中逃离，人没有任何防卫和保护地"任由摆布"。受到创伤的人应该得到支持和帮助，来重新获得行动能力。这包括在有规律的日程安排中的日常生活基本任务，以及照料个人的营养、身体护理、经济安全和社会交往。自我效能感也涉及学会在被情绪所淹没时进行自我调节。不被"诱发"，即，不因创伤碎片而回忆（起当时的场景），是不可能的。但是，学会帮助自己重新有效地建立起内在平衡状态的技术，是可能的。

- **体验身体的活力**。在创伤性威胁中，不仅仅是人类的感知由于更高级的大脑区域（新皮质的广阔区域）被"切断（通路）"而变得僵化麻木，而是整个身体都陷入一种僵化的状态，直至呈现出一种完全屈服的状态（假死反射）。大脑和身体的这种应急切换出现得越强烈或越频繁，身体就会越容易陷入僵化或屈从状态，即使是面对很小的压力时。事实证明，为了中断这一过程，受过创伤的人应该尽可能多地进行身体活动，比如轻松的体育运动、散步、骑自行车、瑜伽、健身操、手球、足球等，这是极其有帮助的。

所有可能的稳定化技术，都能够帮助受到创伤的个体将感知保持在"此时和此处"，并以此找到与具有危险或威胁性的"彼时和彼处"相抗衡的力量。与创伤的严重程度相应的资源，会被找出来并得到新的发展。问题，不应该是："您/你都经历了什么可怕的事情？"，而是："您/你是怎么挺过了那段可怕的经历？"。从创伤的故事中，发展出一个幸存的故事。

要　点

➢ 无论是在创伤咨询还是创伤治疗中，稳定化技术都优先于创伤处理（暴露）。

➢ 稳定化技术的使用强度，视所遭受的创伤强度而定：连续的创伤和发展性创伤，需要使用最大强度和最长期的稳定化干预。

➢ 稳定化技术所应用的领域包括：外在的安全、依恋对象和社会群体、自我效能以及体验身体的活力。

第七章

与儿童、青少年及家长进行针对创伤症状的工作实践

　　在这一章的所属各节中我们将展示，当家庭、儿童或者青少年因创伤后障碍在教育咨询中寻求帮助时，可以如何以及应用哪些干预措施来工作。所描述的例子反映了作者本人的职业经验。我们首先关注因家庭外创伤而来寻求咨询 / 治疗的情况。其后有一个案例是关于当前家庭内部的暴力，另一个案例是对父母分开后的家庭虐待进行的干预。为保护来访者，所有案例中的真实姓名和相关信息都做了改变。

创伤后数日：急性单一创伤（抢劫）

　　在被比自己年龄大的青年抢劫后大约一周，我见到了贾妮娜（Janine），她当时 16 岁。她在晚上将近 11 点从一个派对回家的路上被三个喝醉的年轻男孩拦住，搜查了她全身并对她动手动脚。钱和手机都被"收走了"。当其他年轻人过来帮助贾妮娜时，这几个肇事者逃跑了。

　　随后几天贾妮娜在学校都很难集中注意力，晚上忍受噩梦的困扰，而白天常常受到惊吓。她变得在没有别人的陪同下不能出门。通过一户邻居家她得知了能够在青少年、家庭和教育咨询中获得帮助。她想要一个人来。以下是第一次谈话的一个片段：

咨询师：您好，您是贾妮娜？

贾妮娜：您可以用"你"来称呼我。

咨询师：好的，贾妮娜，请坐。

贾妮娜：（坐下）

咨询师：贾妮娜，在我们开始之前，你觉得我们之间的这个距离还可以吗？或者你想要坐得更近些或是更远些？

贾妮娜：可能再远点（把椅子往后撤了一点）。

咨询师：谢谢，你能够这么清楚地说出来。

贾妮娜应该从一开始就知道，是她决定我们谈话的进程。她想要与咨询师拉开些距离的愿望完全没有问题，毕竟肇事者也是男性。当受到创伤的个体想要明确自己与他人之间的边界时，这个想法应该始终得到认可。

咨询师：从你给我的电话中，我得知前几天你经历了一场可怕的袭击。我的问题是：你现在想谈一谈那段经历吗？还是不想？

贾妮娜：其实能不谈最好。但是，我不是必须得说，这样你才能帮助我吗？

咨询师：并不是一定，我们也可以说说别人都做了些什么，让他们自己在一定程度上能够应对这样的经历。

贾妮娜：好，这倒是让我很感兴趣。

有些人想要讲述那些经历，而有的人不想。不管怎样，尽可能多的谈论个体自身或人际相关的资源都是非常有意义。这不仅符合联邦民防与救灾局（Bundesamt für Bevölkerungsschutz und Katastrophenhilfe, 2012）心理社会紧急情况服务保障（Psychosoziale Notfallversorgung）和欧洲创伤性压力网（European Network for Traumatic Stress, Bissen et al., 2009）的指导方针，而且从神经生物学的角度来看也值得重视。在焦虑和惊恐中大脑边缘系统被激活的区域，在咨询中应该被安抚而获得平静，而负责情感控制的新皮质的相关区域，应该接管主导权。

咨询师：接下来，我想了解一下，当你不想回想那场袭击的时候，你自己都找到了什么样的方法而它们确实帮助到了你？

贾妮娜：我不知道。

咨询师：那在过去几天当你感觉很糟糕的时候，你做了什么呢？

贾妮娜：我想办法转移自己的注意力，听很大声的音乐，之类的。还有看电视。

咨询师：非常棒。你把自己照顾得很好。那你做到了吗，可以去想点别的事情了吗？

贾妮娜：是的。然后我大吃特吃了好多蛋糕。

咨询师：这也是一个照顾自己的方法。那你觉得，你还需要吃蛋糕多久？

贾妮娜：可能还需要一个星期。我知道，这样做并不健康。我妈妈也这么说。

咨询师：我相信，目前你知道做什么对自己是好的。有时候我们会做一些事情，但之后又不再做了。我很确定，你妈妈也理解这一点。你们相处得如何？

咨询师在首先强化了贾妮娜所使用的资源后，对"大吃特吃蛋糕"

这一表述，他用暗示"这种过量的食物摄入行为会结束"的方式进行了干预，但把什么时候结束的决定权留在贾妮娜的手里。因为贾妮娜在谈话中提到了她的母亲，这也就提供了机会去谈及人际资源。

贾妮娜：哦，还行吧，时好时坏。其实她还行，但有时候也很烦。

咨询师：那如果你想跟别人说一说被袭击的事情，你会想到你妈妈还是其他人呢？

贾妮娜：不，不想跟我妈说，更想跟我朋友珍妮（Jenny）说。我跟她可以无话不说。她对此真的很擅长，总能想出应该怎么做的好主意。

咨询师：这点我觉得很值得注意，你把自己照顾得很好，你可以很清楚地决定自己要跟谁说什么。

贾妮娜：我还真没这么想过。但是您不是还想跟我说说，别人都是怎么做的？

咨询师：谢谢你提醒我。其实，你已经自己找到了一个方法。一旦你又开始想那些糟糕的事情，就转移注意力，做点别的事情。科学家们发现这对大多数人都很有帮助。他们证实的第二个方法是，在人们想要和人说话的时候，能有个可以说话的人，是很好的。这你已经有你的朋友珍妮了。第三个有帮助的方法是，做点什么让身体动起来的事，比如散步、骑自行车、游泳、慢跑，等等，以便让身体从那种害怕或者僵住的感觉中摆脱出来。

贾妮娜：我知道那种僵住的感觉。但是现在我完全不敢一个人出去。看来我可能是没救了。

咨询师：我不这么看。在接下来的 4 ~ 6 周内，其实是有机会的，你的感觉有可能会慢慢好起来。你觉得可能还需要多长时间你又能一个人走出家门？2 年？1 年？6 个月？3 个月

　　或者几个星期？

贾妮娜：肯定不用 6 个月。我不想耽误我的生活。

　　咨询师继续强化来访者的资源，并穿插进一小部分"心理教育"（"动起来"）。这一主题显然目前最好用虚拟的语气来进行讨论（"可能还需要多长时间"），这样，来访者可以重新进入一种积极的自我形象中。而"存在着快速康复可能性"的这一信息，符合成人及青少年遭遇单一创伤后所常见的经历：只要他们没有继续面对更多的压力，那么即使不接受咨询和治疗，大多数人也会在前 4 ～ 6 周内从症状中恢复过来（Pielmaier & Maercker，2011）。在前两个月内，我们不称其为 PTSD，而称为急性应激反应。

贾妮娜：您知道吗，我也会指责自己。是我自己的错，因为我那么晚才从派对回家。我要是早点走，一切就都不会发生了。

咨询师：是的，一般情况下我们都会这么想：当有可怕的事情发生了，我们就会想，我们本来能够怎么阻止它，并且在怀疑中把对此的过错归结到自己身上。贾妮娜，那在你心中也有一个宽容仁慈的声音吗？

贾妮娜：不，没有。

咨询师：如果有的话，你觉得它会说什么呢？

贾妮娜：它可能会说，你只是运气不好，你在错误的时间出现在了错误的地点。

咨询师：啊哈，我觉得这是个很聪明的说法。肇事者才永远是应该对发生的一切负责的人。

　　关于到底是谁的过错这个问题，当然有可能很快地在咨询师的帮助下得到澄清。但是更为有益的是，来访者自己经历一场关于有过错和无过错之间的内部对话（并找出答案），因为（干预的）目标是（提高）自我效能。

> 贾妮娜：我觉得自己现在已经好多了。我以为我必须把当时都发生了什么全都告诉您，然后您会告诉我我应该怎么做。现在我几乎什么都没说，而且我发觉，我其实已经做了了这么多对的事情。但尽管如此，您还能跟我说说，我还能做些什么吗？
>
> 咨询师：当然，我可以。有一个练习，我在这里可以跟你一起试着做一下。但我必须先说一下，它听上去会有些奇怪。你想在这里试一试吗？
>
> 贾妮娜：听上去很有意思。是的，想。
>
> 咨询师：那么需要你先快速地想一下，在你的日常生活中，什么事情有时会让你感到生气或者难过的？可能是什么事情？
>
> 贾妮娜：当我妈又开始烦我的时候。
>
> 咨询师：好的，当你想到你妈妈又开始烦你的那个情景，你的身体有什么感觉？
>
> 贾妮娜：总感觉肚子里好像有种压迫感。
>
> 咨询师：好的，现在开始从 10 到 0 倒数，每数完一个数字，要数下一个之前先做一个深呼吸。
>
> 贾妮娜：10（吸气、呼气）。
>
> 咨询师：很好。
>
> 贾妮娜：9（吸气、呼气）。
>
> 咨询师：好的。
>
> 贾妮娜：8（吸气、呼气），7（吸气、呼气），6（吸气、呼气）。
>
> 咨询师：你做得很好。
>
> 贾妮娜：5（吸气、呼气），4（吸气、呼气），3（吸气、呼气），2（吸气、呼气），1（吸气、呼气），0。

咨询师：现在再感觉一下你的身体，有什么发生改变了吗？有什么
　　　　是没变的？

贾妮娜：我觉得自己放松了，那种肚子里面的奇怪感觉消失了。

咨询师：在过去的这几分钟你对自己有什么新的认识？

贾妮娜：（你是指）通过呼吸和数数我能够转移自己的注意力？

咨询师：嗯，你想知道，为什么这个练习对大多数人都有用吗？

贾妮娜：是的。

咨询师：你可能已经听说过，我们有两个脑半球，当我们陷入压力
　　　　时，大脑右半球比左半球活跃得多。当我们数数的时候，
　　　　左半球会活跃起来，并与高度活跃的右半球形成一种平
　　　　衡。大多数情况下，当两个脑半球各自有事情要做时，我
　　　　们会感觉很好。另外，我们也可以通过呼吸让身体平静下
　　　　来。也许你（原本就）知道这一点。比如你很激动，想要
　　　　说一些什么，这时候某个人可能会说："现在先深呼吸一
　　　　口气。"

贾妮娜：啊，是，现在我明白了。

咨询师：如果你想，你可以在任何地方做这个练习，来让自己感觉
　　　　好一点。之前我可能会建议，在比如公车、街上或其他类
　　　　似的地方，你最好小声自己数数。但是今天，这么多人都
　　　　用手机通过耳塞大声地打电话，数数肯定完全不会引起别
　　　　人注意。所以你自己可以决定，什么时候大声数数，什么
　　　　时候小声数。

贾妮娜：（笑了）

咨询师：我们下周还是这个时间见可以吗？那时我会很好奇，你有
　　　　没有使用这个练习。

贾妮娜：好，说定了。

咨询师：那我们就下周再见。

我想，这个练习很容易理解。这里非常重要的一点是，在数数之前，要唤起个体轻度的压力，而这个压力应该与那个创伤性压力无关。然后这个练习的成效才能够显现出来，并且在神经系统中固定下来，之后它才能够也在回忆创伤时被应用。

记　住

在进行紧急的创伤后护理时，即使个体表现出急性应激反应的症状，也不要在事件后的前几个小时和前几天内主动把（工作的）焦点放在与创伤相关的想法和感受上！要在咨询中把焦点放在个人和人际资源上。

即使当事人之后想要谈及与创伤有关的内容（事件后大约四周），围绕创伤去寻找和发现相关的资源，仍然是值得推荐的。比如：

"我就让一切这么发生在自己身上，我完全没有抵抗。够蠢的，不是吗？"

回答："也许你直觉上感觉到，任何抵抗都只可能让作案者们变得更加残暴。"

"我没有好好感谢那些帮助了我的人。"

回答："可能在被袭击吓到之后，对于你来说更重要的，是先让自己处于安全之中。"

"在家里，我像警犬一样大吼大叫，就像一个特别小的孩子。"

回答："那里可能就是给那些感觉的空间，在遭受袭击的时候是没有这种空间的。"

再强调一次：应该从创伤的故事中去发展幸存的故事。

四个月之后：家庭中的单一创伤

鲁索（Russow）女士给我打了电话。我肯定是在报纸上读到过，有一位年轻女士被袭击，流着血倒在她家的大门口。这一事件发生已经有几个月了，事发之后当时相关的新闻铺天盖地。打电话的女士说，当时她和她的两个孩子发现了这个被袭击的女人并打了急救电话。这位年轻的女士虽然得救了，但是打电话的女士和她的家人从那时起却一直生活在恐惧和惊吓中。他们甚至因此养了一条狗，但这并没有什么帮助。两个孩子会做噩梦，整个家庭现在只剩下会出于恐惧而一起做些什么，害怕可能又会发生什么糟糕的事情。我请这家人一起来我这里。

家庭稳定化

在第一次谈话中，我从鲁索女士和她的两个孩子伊戈尔（Igor，12岁）和斯韦特拉娜（Swetlana，8岁）那里得知，他们三个人都经常会回想那个晚上。只有不想来咨询机构聊一聊的鲁索先生没有症状。鲁索女士觉得是因为他什么也没亲身经历。我又问了一些问题，以更好地了解这个家庭。作为这个家庭的一员意味着什么？这个家里面有什么特别的事？妈妈和两个孩子特别喜欢做什么？简短地说：我在询问这个家庭的资源。在和一个经历了创伤的家庭谈话的时候，如果我们不去把谈话内容简化为只谈创伤经历，就能够打开一个很好的谈话氛围。这样的问题，比如：家里发生了什么，什么事让他们感到快乐、满意、骄傲或者幸运？什么会被家庭成员体验为"舒适"？我也经常会问，一个可怕的事件是否也带来了积极的结果？有时候家庭成员会发觉，他们对彼此来说有多么重要，有时候他们会更关注彼此，有时候他们明显会更享受在家中与彼此在一起。这都是创伤后成长的表现。

在前几次咨询中，与探察家庭资源同样重要的是我们所说的"心理教育"。人们想知道，创伤事件发生一个月之后还做噩梦是不是正常；事发当时的场景像放电影一样一再出现在眼前意味着什么；或者，是不是许多人也都这样，一提起那件事身体就会起鸡皮疙瘩和心悸。有些人想知道，他们是否应该经常说一说当时的经历，还是最好完全不要提起，把所经历和体验到的压抑下去。所以如果他们知道（噩）梦和闪回都是正常的信号，代表着那些经历还没有被充分处理，代表着那些经历还在身体层面上显现，就好像一再重新发生着，了解这些对他们来说是有帮助的。相应地，人就不应该完全回避谈论所发生的事，但也要做些什么，来让自己分散注意力，这样才不会让与创伤有关的想法和谈话完全决定自己的日常生活。

僵化的活动性

我接待过很多经历创伤的家庭：一个孩子被一条格斗犬咬了；一个

孩子骑自行车时出了事故并被一辆货车碾了过去；一个孩子被袭击，他的钱和运动鞋都被偷走了；一个青少年在地方节日活动中被性骚扰了；一个上幼儿园的孩子生了很重的病。在所有上述情况中，我都无法将最原始受到创伤的家庭成员和他的家属相区分。我面对的，是受到创伤的（整个）家庭——父母和孩子都处于受到精神冲击的状态。并且，我识别出一些互动模式，这些模式有时在创伤发生很多个月之后还在家庭中起着作用。那种维吉尼亚·萨提亚所描述的"家庭的活动性"（1990）丧失了其灵活性，它被冻住，整个家庭被僵固在惊恐之中。

（1）**"停留"**：在这样的家庭中，即使很多年之后，他们（在创伤后形成）的互动方式仍占据着支配地位，以致在外人看来，就好像创伤事件几天前才刚发生一样。很多事情都是围绕着对事件会重复发生的恐惧和焦虑而转的，他们只会一起做事情，对他人安康的持续关心和担忧，即使在很久之后仍然窒息着（每个家庭成员的）个性和活力。有一个家庭把家中6个月就去世的婴儿的鞋子在房子的大门上挂了八年。

（2）**"不许说那个"**：出于担心对创伤经历的讨论会导致永无止境的情绪混乱，所有人会一致地回避谈论相关的事情。有时候会设置新的家庭规则。"每个人都必须自己单独应对"，"就算说了也没用"，或者类似的。然而，虽然不说出口，但每个家庭成员其实都在忙于应对创伤事件。通过避免表达情绪，导致一种假性亲密的出现。

（3）**"快去干点别的"**：在这样的家庭里，似乎充满着一种极其活跃的气氛。与第二种模式不同的是，他们间接地避免谈论创伤。他们一再地说起其他话题，几乎没有一次交流能有一个可以理解的结束。当情绪上即将接近创伤时，这是被使用的一种最为激烈的互动模式。这种模式，也可以被称为是一种互动上具有解离性质的紧急刹车。这与维吉尼亚·萨提亚（1990）所提到的"无关紧要的交流"相似。

所有三种模式，在家庭外因素所导致的创伤发生后的前几周内，作为应对模式都明确地具有其价值。但是在前几周也许为家庭幸存做出贡献的模式，长此以往却助长了家庭互动的僵化。而对创伤敏感的解冻过程，可以帮助家庭将被冻结的互动重新激活，并帮助每个个体减轻症状。

一起绘画

在鲁索女士和她的孩子们这里，很明显，是第一种模式占据了支配地位——甚至是 7 个月之后仍然还是。在稳定化阶段的工作之后，我开始对他们三个人应用一种创伤暴露的方法，这种方法是我为与父母和孩子共同工作而发展起来的。他们三个人被邀请以"当一切都还很好的时候"为焦点来创作一幅画。妈妈画了一个场景，是她跟儿子坐在厨房餐桌旁吃东西。伊戈尔画了自己在打篮球（他在一家体育俱乐部的球队打球）。斯韦特拉娜画了自己在游泳。

然后这些画被放在了地上，这样家庭成员都能够看清楚画的细节。母亲和孩子们被邀请依次说明他们画的内容，其他人如果有问题可以提问。然后我向每个家庭成员都问了几个问题：

咨询师：　鲁索夫人，当您看到这三幅画的时候，您有什么感受？

母亲：　它们其实都是很漂亮的画。我感觉很好。

咨询师：　好，那您现在感觉到的这种很好的感受，具体指向什么呢？愉快、满意，幸福，还是自豪？

母亲：　嗯，这是一种很满意的感受。

咨询师：　那在您身体的哪个部分，能感觉到这种满意的好感受呢？

母亲：　　　其实是全身到处，或者，等一下，不，更多的是在上半身。我感觉自己能很好地深呼吸。

咨询师：　　如果现在要您找到一句话，能适合所有这三幅画，您会说什么呢？

母亲：　　　适合所有这三幅画？

咨询师：　　是的。

母亲：　　　呃，可能是，我们是个很可爱的家庭。

咨询师：　　嗯，这听上去很棒。孩子们，那你们会怎么说呢？

伊戈尔：　　我觉得挺好，挺合适。

斯韦特拉娜：是的，这句话很好。

咨询师：　　您得到了两个孩子的称赞。

母亲：　　　（笑）是的，没错。

咨询师：　　接下来谁想继续？你，伊戈尔？你之前也是第二个来说你的画的。

伊戈尔：　　可以。

咨询师：　　伊戈尔，当你看到这三幅画的时候，你有什么感受？

伊戈尔：　　肚子感觉很好。

咨询师：　　好，你已经直接跟我们说了你在哪里感觉到这种感受。你这个好的感受是什么呢？是愉快，满意，幸运，……

伊戈尔：　　愉快。

咨询师：　　你感到腹部有这种愉悦的感觉。那对你来说，什么句子适合这三幅画呢？

伊戈尔：　　我们每个人都很快乐。

咨询师：　　鲁索夫人，斯韦特拉娜，你们觉得这句话怎么样？

母亲：　　　也很好。

斯韦特拉娜：是的，也很好。

咨询师：　　那，伊戈尔，你也得到了她们俩的称赞。现在最后到你了斯韦特拉娜。当你看到这三幅画的时候，你有什么感受？

斯韦特拉娜：也感到愉快。

咨询师：　　那，你在哪里感觉到你的愉快？

斯韦特拉娜：脸上，我要这么笑。

咨询师：　　哦，是这样。那你觉得什么句子适合这三幅画呢？

斯韦特拉娜：我们感到很高兴。

咨询师：　　听起来不错。你们俩觉得斯韦特拉娜的这句话怎么样？

母亲：　　　我也很喜欢。

伊戈尔：　　是的。

咨询师：　　斯韦特拉娜，我想，你也得到了称赞。

这一过程首先是为了让所有的家庭成员都集中专注于谈论同一个话题，即地板上的三幅画。其次，让每个家庭成员都处在同一个层面上。这样，因为年龄不同而产生的能力的差异在此就几乎不会带来什么影响。每个人都可以画些什么，解释自己画了什么，在看着画的时候会产生一些感受，并觉察这个感受出现在身体的哪个部位。而大多数人也能成功地用一句合适的话进行认识上的概括总结。

问题的顺序，是从 BASK–模型（Braun，1988）借用的，该模型应用于不同情境下创伤经历的整合。四个字母代表着：行为（Behavior，此处指：画中描绘的是什么行为？），情感［Affect 或者情绪（Emotion），此处指：产生什么感受？］，身体感觉（Sensation，此处指：在身体的何处可以觉察到这个感受？）以及知识［（Knowledge 或认知（Cognition），此处指：什么样的句子与这些画相适合？］。这一模型的假设是，经由在大脑不同脑区进行加工处理的不同感知，可以建立起对于某个所发生事件（在大脑中）的多模式锚定，而这种多模式锚定又使一个（对该事件）新的加工处理成为可能。通过询问画中的内容以及与之相适合的话语，可以让大脑新皮质活跃起来；通过对情绪的询问，使新皮质和边缘系统活跃；而通过对身体感觉的询问，可以使边缘系统和脑干活跃。这样，当创伤经历能够（完整地）具有一个开始、一个结束和一个魄人心弦的高峰，它才有能力"成为过去"。

　　即使在上述工作中经由绘画谈论了有积极体验的时光，然而这也只是创伤整合的初步阶段。在下次会面中当然还会再次谈论积极的时光。家庭成员再次被要求画画，这次是先画出积极的经历，然后是中性的。当一段经历（完整地）配有一个开端、一个过程、一个结局以及具有一个意义时，所有单个的片段或碎片才能够看起来有意义，并作为一段整体的经历被保存，似乎这样，人们才能够将一段经历作为已经过去的事件分类存储起来。以"之前"和而后的"之后"这样的方式开始，也让来访者更加熟悉了这一工作方法，使随后针对"最困难的时刻"进行的工作能够变得比较容易一些。

　　关于"（创伤事件）之后"，鲁索女士画了她自己当天晚上在看电视（的场景）。她将自己描述为感到轻松，因为那位（受伤了的）年轻女士得救了。斯韦特拉娜画了自己在一辆汽车里。事件发生后的第二天妈妈破例地开车把她送去了学校。这让她感觉非常好。而伊戈尔画了自己参加篮球训练。

　　在下一次咨询中，三位家庭成员被请求画出那个最糟糕的时刻。鲁索女士画了那个倒在公寓前人行道上的流着血的女士、路边停着她的车、还有一盏路灯。在那个年轻女士旁边的人行道上还可见两大滩血迹。伊戈尔也画了这位流血的女士，家里的车和路灯。让我感到惊讶的是，伊戈尔也画了两滩很大的血迹。那段只持续了几分钟的经历发生至今已经超过半年了。那些重要的片段也同样持久地被储存在记忆里！在伊戈尔的画上还可以看到正在打求救电话的母亲。每个人都画出了保留在记忆中的画面。斯韦特拉娜画的是自己躺在双层床上，旁边躺着伊戈尔，正如她之前报告的那样。这对她来说是最糟糕的时刻？并不全是。这个小女孩说，因为她总是会想到那个晚上发生的事，所以无法入睡。她请求可以允许她睡在伊戈尔旁边。伊戈尔同意后，她就感觉好些。有没有可能是，母亲和伊戈尔直接应对了那个情境，而她是坐在车里并因此"沉浸"在一种解离的状态中？并且对她来说，要到之后才能慢慢想清楚，自己当时看到了什么？

对"最具威胁性的时刻"进行绘画的工作，我也是像上述那样安排的，用"之前"和"之后"。BASK-模型可以继续派上用场，帮助被触发的情绪按照预期向相反的方向发展。母亲产生的是对肇事者的愤怒，伊戈尔是悲伤，而斯韦特拉娜是恐惧。在围绕着最具威胁性的时刻所进行的工作中，经常会体会到一些感受，这些感受在最初的那个情境当下是没有余裕去觉察的。现在在事后，才有它们的空间。另外，现在社会支持也可以表现出来了，而这在当时是无法充分显示的。此外，情绪能够通过这种绘画法得以外化。它们，可以变成过去的一部分。

在三幅关于最具威胁性的时刻的画作被放在地板上之后，斯韦特拉娜被邀请说说，这些画引发了她什么样的感受，她说害怕和难过。当她的眼泪流出来的时候，她获得了表达自己愿望的机会——现在她想从妈妈和哥哥那里得到什么。她希望被拥抱和安慰。于是她被他们环绕在中间，他们深情地拥抱了她。过了比较长的一段时间之后，她也找到了一句对她来说适合这三幅画的话："这已经过去很久了。"

有时候我会听到一些猜测，觉得这样的工作可能会造成二次创伤。我认为，没有对记忆和创伤碎片进行工作，创伤整合是不可能的。因为这种针对记忆进行的工作是在一个安全的框架和社会支持下进行的，所有参与者都有行动能力，没有受到生存的威胁，所以我觉得这种形式的创伤暴露和创伤整合是不会导致二次创伤的。当然，在所有画着威胁性时刻的画作还都放在地板上的时候，所有的家庭成员都不能退出工作，这是必需的。他们可以做什么？他们可以把画撕了，烧了，揉成一团或以其他的方式让它们"消失"。鲁索一家想到一个主意，他们想让这些画"消失"在我的写字台上，保存在一个大信封里。我给他们提供了信封，他们小心翼翼地把画放进去，封上了信封。

　　当这个家庭下次来我这里咨询时，他们感觉都好多了。他们觉得，画画的工作把他们从那些糟糕的记忆中解放了出来。而当他们说到，他们找到了在感觉有点不太好时能够带给自己好心情的方法的时候，我立刻请他们再画出来。鲁索女士画了自己手里拿着扫帚在一边打扫一边戴着耳机听音乐。斯韦特拉娜画了自己跟父亲下象棋，虽然他从未想来参与咨询，但显然对女儿来说他是一个重要的资源。伊戈尔还是画了自己在打篮球，但是和之前相比，明显色彩更鲜明也更细致。

注　意

　　当我们在处理单一创伤时，咨询师不需要在与家庭工作的过程中对创伤事件做诠释。绘画工作按照"之前""之后"和"最具威胁性的时刻"这样的主题顺序，以及对 BASK- 模型的应用，已经暗示了来访者是具备处理和应对创伤的能力的。上面所描述的方法，适用于有学龄儿童的家庭。而当创伤事件带有明显的性暴力内容时，要先非常小心谨慎地与当事人澄清，是否愿意和家人一起进行咨询。

3

"我不想再打我的孩子了"
—— 一位母亲自身童年创伤的影响及新行为模式的获得

在教育咨询中，我们也会认识一些不能很好地、甚至是不合格地履行自己对孩子职责的父母。诸如"忽视"、"虐待"或者"情感暴力"之类的关键词，迫使咨询师需要与"这方面有经验的专家"合作，首先澄清，根据 § 8a SGB Ⅷ* 的要求，保护委托是否只能通过把孩子带离家庭得以实现，或者可以通过其他措施，使情况无须通过对孩子的临时照管（Inobhutnahme**）就能有所改变。在此我不想深入讨论所有可能的情况及细节，我在其他地方已经就此做过论述（Korittko & Pleyer，2010；Korittko，2016）。我在这一章想报告的，是对在童年时期自己遭受过连续创伤或在成年后发展出复杂创伤后应激障碍、并准备好对此进行深入探讨、以期与自己的孩子和伴侣能够继续一起生活的成年人的咨询。在大部分个案中，伴侣或者家庭治疗只是作为对必不可少的个体治疗的补充，原则上它们在个体咨询中不提供。

结构性解离

一个人必须在很长一段时间内一再重复遭受创伤，才可能导致人格

---

* § 8a SGB Ⅷ：德国《社会福利法典》第八卷：儿童青少年救助法，第一章，第 8a 节 儿童福利侵害时的保护委托。——译者注

** Inobhutnahme：简称 IOV，德国法律系统中的概念，是指在紧急情况下，由青年福利局临时接管及安置儿童或青少年。——译者注

的分裂。荷兰的翁诺·范德哈特和埃勒特·尼耶休伊斯（Onno van der Hart & Ellert Nijenhuis，2008）对此提出了解离的不同等级。

- 在解离的最初等级中，个体会不时被创伤碎片所激发，使得情绪性的人格部分短时间地接管主导权。比如：有人在感到自己被攻击的情境中会突然退缩，并如一个恐惧胆怯的小孩子般行事。在既往病史中记录着，当他更想跟同伴玩耍而不是帮母亲忙时，会受到她一再极端地责骂。这时他就会退缩回自己的房间，并因此与越来越多的同龄人失去了联系。

- 在解离的第二等级中，不同的人格部分会掌握主导权。个体没有记忆缺失，但却非常难以控制自己。比如：一位母亲令家人感到困惑，因为她有时会因微不足道的事情突然表现得很有攻击性；但在另一些时候又消失好几个小时，或有时长时间地目光呆滞看着前方，而注意不到孩子的需求。在她的既往病史中咨询师了解到，这位母亲在很小的时候就被自己的母亲遗弃了，在不同的照管家庭中生活，其间她遭到虐待，并最终生活在青年救助机构中。她在不同的情境下发展出了不同的人格部分，来帮助自己幸存下来。时至今日，这些自我的部分常常产生混乱（Ego-State-Disorder，自我－状态－障碍）。

- 在第三等级的解离状态下，范德哈特和尼耶休伊斯描述的是：人格分裂为多个彼此平行存在的人格，他们彼此之间并不知道对方，而对于他们的存在，躯体只行使"主人"功能（英语称之为：Host）。这样的人格组成方式相对很少见。它被称作解离性身份障碍（Dissociative Identity Disorder，DID），并被理解为通常是从生命第一年就开始的、在穿越地狱之旅的过程中所构建出的团队（神秘圈、撒旦的圆圈、非人的秘密组织，Nick et al.，2018）。说自己由不同的人格部分——也被称为性格或特征——

组成的情况，则更有可能应该被归类为"自我-状态-障碍"（Watkins & Watkins，2003；Phillips & Frederick，2015；Peichl，2018）。

补充说明：自我 - 状态 - 障碍

关于人是由不同的、根据人格组织方式的不同而处于相互整合或彼此解离状态的多个部分所组成，这一最基本的想法早在 1907 年就由皮埃尔·让内（Pierre Janet）所提出，他曾在巴黎与西格蒙德·弗洛伊德一起研究癔症的产生（Janet，1889）。约 20 年前，约翰·瓦特金斯（John Watkins）和海伦·瓦特金斯（Helen Watkins）创立了"自我-状态（Ego-State）"理论及治疗（2003）。该理论将有组织的行为和经验系统称为"自我-状态"，这些系统彼此之间由或多或少可通透的边界所区隔。在这个连续谱中，整合性好的人格，具有通透性非常好的边界和很好的调节性/可控性，是力求达到的正常/标准状态；而解离性身份障碍（DIS）则具有极其僵化的边界、出现记忆缺失且对每个单一状态缺乏控制，这标志着一个极其病理性的状态。这与上述第三等级的解离概念相一致。而在符合复杂性创伤后障碍的"自我-状态-障碍"〔又被称为"边缘（Borderline）"*〕中，边界都不是非常明显。在这里，比如并没有对单个自我状态所进行的活动的记忆缺失，但是这些自我状态几乎不能由一个中心的"自我（德语：ich；英语：ego）"来控制。

瓦特金斯和瓦特金斯（Watkins & Watkins，2003）把自我状态分成三种类别。他们识别出，有一部分自我状态对应的是人的

---

* 指：边缘型人格障碍（Borderline Personality Disorder）。——译者注

一般需求：对方向和控制的需求、获得乐趣和回避厌恶的需求、依恋的需求、提升自我价值的需求。这些需求如果在童年时没有得到敏锐而体贴的满足，个体就会发展出一些自我状态，它们对实现目标有强迫性的控制，回避感觉、回避接触，或者不惜任何代价地想要获取他人的注意力。

第二类自我状态，对应的是对重要他人的内摄。似乎我们接收了那些我们在早年发展过程中（以及之后）所遇到的、对我们个人来说非常重要的人格，作为我们自己人格中的一部分。这种内摄可能是良性的，并作为我们内在的帮助者或推动者发挥作用。但它们也可能是恶性的，以束缚、批评、侮辱性伤害、折磨或惩罚的方式起作用。

第三组自我状态，产生于创伤性的过程。例如可能会出现一个人格部分，其任务是去压抑或回避任何与存在性威胁有关的记忆。于是我们会遇到一个恐惧型的任务执行者——那个"看似正常的人格部分"（Anscheinend Normale Persönlichkeitsanteile，ANP），与此相平行地还会产生另外的人格部分，它们固着于存在性威胁，并服务于逃避、斗争、僵化、屈从或者修复［被统称为"情绪性的人格部分"（Emotionale Persönlichkeitsanteile，EPs）］。

每一个自我状态［（人格）部分］的出现，其目的都是帮助个体。每个部分都有自己的故事、自己的需求、自己的能力、自己的症状和自己的功能。它们不会允许自己被消灭。它们是"'自我'大家庭"的组成部分，它们可以相互交换，可以成长，学习和发展。它们彼此之间是分开的或是被孤立起来的，并不受一个中心的自我所控制。它们会在强烈的情感爆发中呈现出自己。

那些在初级或次级解离状态下，发展出情感调节问题的人，在教育咨询的框架下也是可以实现改变的。正如之前已经提及的，想要去"清理"过去的创伤是没有意义的，而是要去发展可以帮助到当事人的干预措施，使他们能够相对没有压力地来组织自己的日常生活。

有暴力倾向的家长

在那些有暴力倾向的家长身上，可以看出有典型的创伤行为模式：

- 否认自己童年有创伤性的暴力经历，或把这些经历说得微不足道。（"也对我没什么伤害"）这种否定是为了保护个体不受泛滥的痛苦情绪所影响，在此，也把自己孩子的痛苦解离开。
- 解离状态减弱了父母的"在场"和感知暴力的程度及它所带给孩子的危险的能力。
- 身体的过度兴奋会导致令人害怕的愤怒爆发和其他冲动失控。
- 一般的家庭生活情境有可能是诱发创伤相关状态的触发信号：比如，孩子的尖叫，可能诱发对创伤的记忆，让当事人觉得必须"用各种暴力"来阻止。
- 忠于加害人的人格部分，童年时期加害者行为的内在表征，助长了自己作为家长的暴力行为。
- 回避与其他的家庭接触并避免离开自己的房间，用以维持情绪上的安全感；但同时，家庭内部始终保持的亲近，增加了暴力爆发的可能性。

父母将自己的世界观传递给他们的孩子。在与父母的关系中，孩子学习处理自己强烈情绪的模式。当孩子感觉到安全并且他们周围的世界是可预测和可调节的，这是孩子的大脑得以最大限度地成长和发展的最佳前提条件。而在一个不稳定、忐忑不安和无法预测的状态中成长起来的孩子，会卡在反抗、逃跑或僵化的求生机制中，来避免更大的不幸和痛苦。这留给他们的，是对这个世界几乎没有差异性的感知、无法进入自己的想法、感受和在关系中做出选择。孩子将自己体验为无力的、一切都在掌控之外、被贬低和被放逐。长大后，他们同样会把这种情感调节、冲动控制和依恋联结的模式继续传递下去（Barret & Stone Fish，2016）。

"挨打，有伤害到我吗？"

拉德玛赫（Rademacher，R）女士自己报告，她一再会陷入"状况外"的情况。那个时候她就"不是她自己"。她 9 岁的女儿珍妮弗（Jennifer）只要稍微违反了她的规矩，她就会狠狠地打女儿一顿。事后她会觉得很抱歉，并且她自己也意识得到自己在冒着风险，不仅仅是在情感上失去女儿，而是有可能真的会失去：在学校上体育课时珍妮弗被发现身上有青紫痕迹；并被上报给了主管的青年福利局，福利局进一步联络了教育咨询机构。通过几次谈话可以清楚地了解到，这个女儿是如何被她的妈妈虐待，并且另一方面也可以看出拉德玛赫女士为自己的行为感到羞耻。与此同时，在这几次谈话之后拉德玛赫女士也建立起了对女咨询师的信任关系。她理解女咨询师对她是善意的。

R女士：您知道，打人是否会带来伤害，我其实并不知道。毕竟我也被我妈妈打过。那对我有伤害吗？

咨询师：是的，有时候人们觉得打人并没有什么伤害，但仔细看看，还是有的。

R女士：您是指什么？

咨询师：那我直接问您个问题：您跟您母亲的关系怎么样？

R女士：事实上还行。我当然很尊敬她。她是个单亲妈妈，就像我现在一样。

咨询师：尊敬还是有时候也有害怕呢？

R女士：好吧，事实上，更多是害怕。

咨询师：那您想如何与您的女儿建立关系呢？

R女士：看在老天的份上，现在我知道您是什么意思了。不，珍妮弗虽然应该尊敬我，但是不应该害怕我！

咨询师：可以这么说吗，您在希望女儿尊敬您的同时，也希望她爱您。

R女士：是的当然，准确地说，比起尊敬，更希望她爱我。

在此显而易见，拉德玛赫女士迫切地希望自己成为切断模式的人。她在自己原生家庭中所经历的，她无论如何不想再重复。这里可能出现一个行为改变的重要动机。在随后的一次谈话中，咨询师向拉德玛赫女士提出，可以谈一谈情绪调节的形式。

被触发

咨询师：拉德玛赫女士，您在您身上有没有发现过类似的情况，您会突然陷入压力之中，然后一只墙上的苍蝇都会打扰到您？

R女士：是的，这种情况我熟悉。当珍妮弗不管因为什么让我心情烦躁时，我就可能会打她一耳光。

咨询师：如果我没理解错您的意思，您再也不想这样了。您再也不想打您的女儿珍妮弗了，是吗？

R女士：是的。

咨询师：有没有这种可能，当您陷入压力的状态，在此之前不久或在这个过程中，您想到了在自己的（原生）家庭中曾发生的事情。

R女士：是的，常常。

咨询师：那当愤怒在您的心里翻腾上来时，这其实是有它充分的理由的。但是这个充分的理由，是存在于过去的。那时您还是个小孩子，在您被打的时候，您无法保护自己。当现在这种愤怒感升腾起来时，这个愤怒的情绪其实是属于过去的。

R女士：所以珍妮弗承受了这股愤怒，但这个愤怒是我爸爸应该得到的。您是这个意思吗？

咨询师：是的，可以这么说。

拉德玛赫女士现在对我们术语中所称的"被触发"有了一些了解。通过在视觉、听觉、嗅觉、感觉或这一类知觉中的任何一个碎片，都会让她回忆起自己童年时期所经历的暴力场景。眨眼之间，当时的情绪也再度产生。除了恐惧，她现在也再度体验到当时无法表达的愤怒。但现在可以（表达愤怒）了。然而这愤怒没有出现在它产生的地方，而是指向了一个恰好在她附近的人，她的女儿珍妮弗。她被触发，并在感知上将过去移到了现在。

暂停及解离停止

R女士：那我要怎么做才能不这样对我的女儿？

咨询师：让我们一起来想一想。在您快要变得如此愤怒之前，您有觉察到自己身体上有什么反应吗？任何一些爆发前的最初征兆？

R 女士：可能有。不知为什么我会非常烦躁。

咨询师：在您身体的哪个部位您能感觉到这种不安？

R 女士：在双腿上。

咨询师：当您在腿部感觉到这种烦躁不安时，您还能做些什么来让自己感到安全？就像是摇铃暂停，好让自己平静下来。

R 女士：我可以试一试。

咨询师：当您想要这样暂停一下的时候，怎样的一句话会比较适合呢？

R 女士：保持冷静，可能是这一句。

咨询师：好的。保持冷静。如果您愿意的话，我还可以给您展示一个练习，您如果愿意的话，可以作为补充做一下。

R 女士：您说说看。

咨询师：首先您要想一个情景，让您对珍妮弗一再感到很生气。

R 女士：当她从学校回来，把她的书包嘭一声丢到走廊的角落开始喊：今天又都是狗屎。

咨询师：好的。当您现在想到这个场景，您的身体有什么感觉？

R 女士：好像勒紧了我的喉咙。

咨询师：好的。那请您现在给我描述这个房间里的一个物品，一个我现在可能看不到的东西。请您给我详细地描述它，好让我可以可以猜一猜您说的是什么。

R 女士：（笑）就是，我看得到，你看不到？

咨询师：是的，没错。

R 女士：好吧，它是圆的，可以往里面放东西，而且它是黑色的。

咨询师：您做得很好。或许您可以告诉我，这个物品是什么材质的，有多大？

R 女士：它是金属的，但带有很多小孔，就好像细细的网。而且它……有多大呢其实……就像个购物袋。

咨询师：我觉得您做得非常好，我现在可以猜一猜：它是我的废纸篓吗？

R 女士：正是！

咨询师：这甚至还挺有意思的。您现在感觉怎样？您现在身体有什么感觉？

R 女士：我现在感觉很好，一切都很好。

咨询师：那在过去的这几分钟，您对于自己有什么新的认识？

R 女士：当我感觉很糟糕的时候，会失去自控力，我可以做点什么，让自己感觉好一些。也许可以描述一个物品。

咨询师：是的。您在家时我不在您身边。您必须完全一个人给自己描述一个物品，猜这一步就可以略去了。但是您安静地给自己描述一个物品，同样有用。

　　拉德玛赫女士在这个练习中体验了"解离停止"的效用。每次当又感到喉咙发紧的时候，她就可以做这个练习。如果想要的话，我们还可以在这个练习之后加入一个心理教育的小单元。这个练习的作用就像我们之前介绍过的"数数—呼吸"练习一样。对任何物品的描述都会使大脑左半球忙碌起来，从而平衡掉过度活跃的大脑右半球。或者说：通过冷静的新皮质储存区的活动性，使大脑过热的应急反应通路进入一个情感调控的过程。有时候在成年来访者身上除了攻击性的爆发之外还有其他的（人格）部分：情感退缩，自杀意念，成瘾行为或其他。这里所描述的工作，其原则也可以应用于其他的（人格）部分（自我状态）。

改变过程的步骤

为了实现成年人问题行为的改变，以下步骤是必需的：

（1）选取一个行为模式（一次只选一个！）

（2）改变的动机

（3）找到并澄清该行为（发生）在过去的恰当理由

（4）不要"清理"过去，而是找到预示这个行为模式将要
到来的最初信号（在身体？）

（5）找到可实践的替代方案

（6）鼓励来访者在日常生活中尝试使用替代方案

4

"爸爸应该再像从前一样"
——连续创伤对一位父亲的影响，
家庭中的继发创伤，对家庭的咨询

施密特（Schmidt）先生是一个警察。原则上，他的工作让他感到
很开心。他把自己看作助人者和守护者，他的任务就是确保人们的生命
和生活安全。但是一段时间以来，他越来越退缩，几乎不再参与家庭活
动，在家里也不跟两个孩子一起玩。在一次严重的交火中，施密特先生
是通过对对方致命的一击才救了自己的性命，在那之后，他的同事们也
都感到了他的变化。可以提供给他的压力咨询他并没有接受。他觉得自

己才不是"胆小鬼"。施密特夫人对家中发生的变化感到担心。她发觉12岁的儿子芬恩（Finn）在学校的成绩下降了并且常跟班里的同学打架。10岁的女儿希尔克（Silke）在过去这段时间变得非常安静，几乎不和别人交流或者有时候会突然哭起来。他们三个都非常顾及在家中变得越来越封闭的父亲。他花了比从前更多的时间在地下室自己的手工作坊里度过。施密特先生跟夫人说了那次危险的经历，她理解自己先生的行为，但对家庭现在所出现的氛围感到深深地不满。她很担心孩子们，于是向教育咨询机构寻求帮助。

毫无疑问，一些职业群体的日常工作就是特别有创伤风险的：军人、记者、重症监护人员、警察、消防员和急救员。弗劳克·蒂根（Frauke Teegen，2003）将上述这些职业投入归入高风险群体。对这些职业群体中直接受影响的、可以被称为受到原始创伤的当事人，很多地方都提供了帮助的可能渠道，从直接的事后干预到在出现持续 PTSD 症状时的住院治疗。但遗憾的是，这些服务并没有像希望的那样被广泛使用。

与同事及 / 或家庭成员的交谈，可以帮助他们处理创伤性经历并获得情绪上的稳定。同事和家庭成员随后也会觉察到他们行为的改变，能够将这一改变与创伤相联系，并尝试通过个人的支持和帮助来缓解这些创伤的后果。但这些帮助是有代价的。这种出于同事间的亲近关系或家人之间的爱而愿意提供的帮助，其代价被一些作者称为"继发性创伤（secondary traumatization）"或"转移性 / 移情性创伤（transferred traumatization）"。这种创伤被定义为创伤后应激反应的转移 / 移情——没有起始创伤的直接感官印记且具有时间上的距离（Daniels，2006，2007）。受到创伤的女军人的家庭成员，承受着她们诸如高度的攻击性和易激惹性、情绪和身体上的疏离以及沟通能力的降低（Wesemann et al.，2015）。在这种情况下也会提及"同情疲劳（compassion fatigue）"，这是助人时在与极度受创伤的个体发生专业或私人接触的过程中所产生的，与深刻的共情和想要帮助当事人减轻痛苦或清除其痛苦源头的愿望紧密相关（Figley，2002）。

创伤后果的对称模型

在与施密特夫妇和两个孩子进行的第一次谈话中，施密特先生第一次直接地得知，他的妻子和孩子们到底有多么担心他。儿子芬恩觉得他爸爸有个很差劲的工作，每天都得让人害怕，担心晚上爸爸能不能健康地回到家。和爸爸一起踢足球也不再有意思了，不过这也没什么，反正几乎也不再一起踢球了。但这也让他感到生气。女儿希尔克在哥哥说话的时候开始哭。她说到，爸爸如果没有按时回家，她就常常开始害怕，怕爸爸可能又出了什么事。施密特夫人觉得必须得做点什么了，不能再继续这样下去了。

不只是创伤的直接经历者，还有他们的家人，当他们获悉了这些威胁生命安全的情况后，都会深刻地撼动他们对世界的看法（McAllister，2003）。这也可能加深孩子心中"这个世界并不是一个安全的地方"的感觉，并因此也加深了他们持续为自己和他人构思安全和应急方案的倾向，但这却并没有真正地降低他们的无助感和对他人的担心。在和其他孩子聊天时，有可能还会突然产生隔阂感。其他人不能理解这种极端的安全感丧失。当对危险的恐惧在孩子的头脑中占据了统治地位，创伤就统治了他们与周围环境的接触。上述所描述的反应在系统观的视角下可以被称为"对称式扩大升级（symmetrical escalation）"。创伤原初亲历者的反应与非亲历者的反应，以同样的形式和程度相对而立。第二种反应的形式，可以用"互补式扩大升级（complementary escalation）"来描述。

创伤后果的互补模型

施密特先生越退缩到自己的地下室工作间，孩子们对他的期待就越少。希尔克再也不问爸爸是不是能在做作业时帮帮她，芬恩也不再问爸爸能不能一起踢足球。他的妻子越来越多地接管了家庭中所有需要对外代表家庭去完成的任务，比如，去银行谈事情或者参加孩子的学校活动。施密特先生一方面觉得自己减轻负担了，但另一方面又猜测，他的妻子不再需要自己了。他怀念自己与孩子的相处，但又没有觉察到，他自己做了什么，才让孩子不想再寻求与他亲近。其实两个孩子最希望的都是他们的爸爸能再变回像从前的样子。

施密特先生突然出现的情绪或身体紧张，使他们的家庭生活变得更加困难。比如在吃饭的时候，他会突然极其有攻击性地抱怨孩子们的餐桌礼仪，这让孩子们感到非常有负罪感。虽然没有表达出来，但施密特先生随后会为自己的一连串责骂感到非常难堪，因为孩子们的举止其实根本没有什么应该受到指责的。于是他又开始退缩，感到羞愧，并觉得自己作为父亲是没有价值和没有能力的。但孩子们想的却正相反，他们觉得是自己又让父亲生气了。于是他们更加回避与父亲的接触。施密特夫人猜测，与丈夫对质可能会让情况变得更困难，让她先生更沉默。

互补式反应也同样是直接当事人和非当事人对同一个创伤的反应，但却呈现出一种正相反的反应形式。当家庭成员比较明显地表现出对受创伤者的疏离时，就是遇到了这种模式。这可能会导致一个不断自我强化的人与人之间的距离感，尽管还有感情和共情（Harkness & Zador，2004）。当一个孩子比如想友好地拥抱父亲，但对方却传递出对身体上的亲近没有兴趣的信号时，孩子就可能感觉到自己被拒绝和被伤害，并在父亲面前完全退却。回避行为和情感麻木，使受创伤的个体在应对自己的情绪和他人的情绪上变得更艰难。

在直接遭受创伤的个体身上一再突然出现的记忆闪回，使那些发生在过去的威胁性瞬间又好像出现在了当事人的当下一样。这种记忆闪回以及他们避免情绪泛滥的尝试，可能致使对面的其他人生活在另一个时空中。比如，一个急救员可能一再想到上个月高速公路上大型交通事故的恐怖画面，而同时他的妻子和孩子们已经想着要去丹麦旅游了。当孩子们尝试和父亲诉说他们期待的喜悦时，他们发现父亲对此是一种奇怪的毫无感情的态度。这个出于他的创伤经历所产生的困难——难以进入此时、此地和未来，使彼此间的相互理解变得艰难，并使孩子们在未来会避免与父亲进行对话。

作为受创伤者慢性身体紧张的一部分，突然的暴怒几乎使整个家庭的气氛都没有办法放松下来。与此相对应的是：家庭中的其他人会产生一种压迫感，他们无论如何也不想为这种爆发带来诱因。孩子也许感到神经紧张和受到约束。有一位妻子说："这仿佛就是，与一个情绪持续在变化的人生活在一起——就像水管里流出的水刚才还是令人感觉舒服的清凉，然后突然变得滚烫。"受创伤者在这种紧张的状态下越来越多地丧失了对自己和对他人的信任，不断退缩，并要与羞愧感、孤独感和无价值感抗争。

当受创伤者因为表现出受到限制的能力、或者因为在一段时间内应该被照顾而较少地承担家庭的责任时，另一种递归性系统过程就可能发生。如果家庭中的其他人需要长时间地补偿受创伤者在执行和做决定方面的低迷状态，这可能会导致：最初受创伤者越来越少地感觉到自己有理由或义务，继续去发展他之前原本有的能力；而其他人则逐渐适应，去做更多的事，甚至可能超过了自身的负荷。有 PTSD 症状的人带着羞愧感和负罪感越来越多地成为局外人，而乐于助人的家庭成员在过度负荷下则可能会崩溃。在家庭中可能会发展出一种行为模式，孩子只会再向一个人承担了所有责任的母亲寻求帮助，而父亲就像是在"从外向里看"。如果一个母亲越来越多地接管了家庭中原本该由她丈夫完成的任务，同时并没有从其他任务中减轻负担，她就会越来越觉得自己像一个没有伴侣的单亲妈妈。家中的爸爸可能会完全退缩，并在公寓内过着他自己的"个人生活"。功能减退支撑着功能亢进，功能亢进支撑着功能减退（Harkness & Zador，2004）。

心理教育和暂停

"心理教育"这一概念所表示的干预措施，是指向当事人传授与当前损伤有关——在此即指与心灵创伤有关的、关于心理、心灵或神经生物学功能方面的知识。如果能对个体和团体／家庭相关的创伤动力学有所理解，就能更好地理解，为什么人在特定的情形下会做出引人注目的举动。比如，一个警察的妻子如果知道，她的丈夫在睡前突然离开家要去跑跑步，是因为有强烈的闪回现象导致的，那她就会知道，丈夫突然消失，并不是因为他们的关系中有巨大的不悦。

与施密特家的一段对话：

咨询师： 如果你们觉得可以，我想说点什么。施密特先生，我理解您在工作中常需要处理一些非常困难的状况。很显然，时常都需要快速地做出反应，来确保自己和同事的生存。这您做得很好，施密特先生。尽管有时候您还是会突然强烈地陷入回忆，以至于在那段时间您完全没有办法对身边的人做出回应。于是您会开始退缩，是为了让自己的内心能够再次平静下来。是这样吗？像我刚才说的这样？

施密特先生： 是的，类似是这样的。

咨询师： 但是您的妻子和孩子并不知道，您到底怎么了。所以他们也许有时会想，可能是自己说错了什么或做错了什么，他们于是会觉得，都是他们错。希尔克和芬恩，你们对我说的感到熟悉吗？

芬恩： 是的，就是这样。尤其是你乱骂人的时候！

施密特夫人： 可这也真的非常不好，当你那样爆发的时候。这样就不会再有人想和你在一起。可我要通过什么辨别出来，你确实是因为什么事生气，还是只是又想起了那些糟糕的经历？

咨询师： 也许我们可以晚点再来说这个。您想对您的妻子和孩子说点什么吗？

施密特先生： 是的，首先我真的非常非常抱歉，让你们总是觉得是你们的错，当我那样状况外的时候。那不是你们的错。我也会努力，让这些不会再发生。也许我还是去做一次压力咨询，让自己接受咨询，看看能做些什么。我听说，在做压力咨询的时候不是必须要说当时发生了什么。

咨询师： 是的，是这样的。您是否去做压力咨询，当然是您自己的决定，施密特先生。施密特夫人，你怎么想？

施密特夫人： 我觉得这真的太好了，如果你会去试一次的话。如果你去了，就不会再这么经常地从家里跑走了。

咨询师： 施密特先生，想要摆脱这个压力巨大的记忆，也许不是一件很快的事情。但是您也许可以找到一条路，用不同的方式来应对它。假如您还是需要休息一会，您和家人可以找到一个暗号，代表着："爸爸现在需要暂停一下，稍后回来。"这样做肯定很不错。您觉得自己需要多长时间的暂停，施密特先生？

施密特先生： 可能半个小时。

施密特夫人： 但别是每半个小时你就想暂停一下。

施密特先生：不，这不会发生的。

咨询师：　　那您想使用的这个暗号，应该叫什么呢？

施密特先生：我建议就用"暂停"这个词。

咨询师：　　听上去不错，这也是一个在日常语言中不太会在其他
语境中出现的词。那您的孩子理解这个词的含义吗，
当爸爸说"暂停"的时候？

芬恩：　　　是的，（这代表）爸爸需要休息，因为他又有不好的
想法，因为他又生气了，但不是对我们生气。然后半
个小时后他就又回来了。

希尔克：　　那他休息完之后，会和我们做什么呢？

　　沉默无言会导致僵化。如果创伤的影响能够用语言表达出来，就能
够产生对彼此深层的绝望、愤怒和无力感更好的相互理解，而这些感受
也许并不是只有那些最初的创伤亲历者才有。家庭中，这里有一个重要
的决定，即，需要让伴侣或孩子知道多少原初创伤经历的细节。然而，
创伤需要一个名字，这样才能够与它交谈。比如，一个消防员的妻子可
以对他们的孩子说："爸爸不是在生你们的气。他现在去花园待着是因
为他现在又想到那场严重的大火而感到很难过。"用"那场严重的大火"
这个名字就足够了，并不需要把所有的细节都告诉每个家庭成员，不需
要说当时火势如何凶猛，有多少宠物死了，以及有多少人受到了极其严
重的烧伤。受创伤者的行为必须成为可以被解释的。（创伤）间接的当
事人需要清楚，如何与受创伤的人保持联系，同时不会让自己或他人感
到超过承受能力。

　　压力咨询可以帮助受到创伤的人，让他们能够更好地应对重复出
现的威胁性的感觉。针对直接受创伤者的稳定化技术，一方面包括"想
象练习"，即通过内在想象力而产生的积极的画面（比如，安全的地方、
保险柜、内在团队、加温的光电流），来起到平衡那些沉重的有压迫性

的画面的作用。稳定化技术也包括"身体练习",通过这种直接的方式来预防创伤后身体的僵化。第三种迄今为止可以有效地在压力情境中让个体重新获得心灵平衡的方式,被称为"技巧"(指那些触觉、嗅觉或味觉上的强烈刺激,可以让当事人保持在此时此处,或者带回到此时此处,具体请见下一节)。

新的约定

一种系统性的稳定化(干预),应该可以预防家庭成员陷入一种紧密的创伤共生,或者僵固在原始受创伤者和继发受创伤者之间的巨大鸿沟之中。所以可以建议家庭成员一起计划一些活动,这些活动以家庭生活中或组织结构中积极的内容为方向。可以是一次共同的出游,一起去听音乐会或其他共同活动。而关于要去履行的家庭日常任务,无论是对原始受创伤者的过度保护性姿态(以及随之而来的非直接当事人的过度负担),还是原始受创伤者以承担高负荷工作的方式来从创伤的沉重回忆中转移注意力,都是没有帮助的。更多地应该是和所有家庭成员一起制订出一个计划,包括如何适当地逐步接管和承担家庭任务。在谈话中还可以确定,到目前为止家庭为了原始受创伤者的稳定化做出了怎样的贡献,并且这些行为应该被视作系统性的康复成果而予以特别的重视。

咨询师: 我相信你们常试了所有方法来帮助你们的父亲,想让他从与他的职业有关的糟糕记忆和感觉中摆脱出来。施密特夫人,您可能特别地爱护和照顾您的先生;芬恩,你可能一直想分散你爸爸的注意力;还有你,希尔克,你可能一直都想让爸爸看到,你有多爱他。我相信,你们的爸爸现在明白了,在这个家里他是被需

要的，以及，你们有多想念他。所以我们刚才讨论了
"暂停"和"暗号"，这样爸爸就可以在需要休息的时
候自己说出来了。现在我们可以来说一说，当爸爸休
息结束的时候，你们每个人对爸爸有什么希望？

芬恩：　　　　我还想像以前一样，再和爸爸踢一整个下午的球。

咨询师：　　　您怎么看，您可以做到吗，施密特先生？

施密特先生：我会试一试。

咨询师：　　　一开始就踢一整个下午，是不是有点多呢？

施密特先生：芬恩，你怎么看？我们要不要先从踢两个小时开始？

芬恩：　　　　好吧。

咨询师：　　　好的，您可以握握您儿子的手吗？（父亲和儿子握了
握手）那你呢？希尔克，你想再跟爸爸做点什么呢？

希尔克：　　　我希望每隔一天晚上爸爸都可以给我读点什么，一个
晚上是妈妈，一个晚上是爸爸。能这样就太好了。

咨询师：　　　您能答应您的女儿吗？

施密特先生：当然，除了我要上夜班的晚上都可以。

希尔克：　　　啊，我都忘记这件事了。不过以前就是这样的。

咨询师：　　　好的，那就这么说定了？您可以握握您女儿的手吗？
（爸爸和女儿握了握手）

施密特先生：（转向太太）那你对我的期待是什么呢？

施密特夫人：给孩子读书就已经帮了我大忙了。但是如果我们跟邻
居见面或者我去银行谈事情的时候，你又能陪我一起
的话，那就太好了。我必须一个人做这些事情时，感
觉很不舒服。而对我来说最重要的是，你真的能去一
次为你安排的压力咨询。这个我确实没办法帮你，你
必须自己去做。

施密特先生：好的好的，我知道。我答应你。

咨询师：　您可以也握握您夫人的手吗？（施密特夫妇拥抱在
　　　　　一起）

咨询师：　我的建议是，我们今天就到此结束，然后下周再见。
　　　　　我很期待到时听你们说一说哪些新计划进行得非常顺
　　　　　利，以及，我们是否需要讨论些什么，来改善我们约
　　　　　定的计划。

关于单个成年家庭成员所受到的创伤的继发影响，在家庭谈话中不会就创伤的具体细节进行讨论，而是探讨其影响，以期能够找到并发展打破创伤后家庭行为模式的可能性。家庭谈话可能无法取代适当的个体治疗，而是作为有益补充。

大量的报纸和电视新闻报道，推动了针对在创伤高危职业中受到冲击后的心理支援的接纳。

在一些娱乐电影中，比如"犯罪现场"，在过去几年中也更加经常地看到警察在极端事件后得到心理援助。其间也有一些门户网站，提供平台让当事人可以在上面讲述自己的经历，并由官方提供帮助。德国警察工会的基金会在伦格里斯、伦格里斯法尔以及瓦尔辛湖畔的尼德纳赫为受创伤的警务工作者和他们的家人设立了治疗中心。这些治疗中心也对消防员和急救员开放。

我们不应该忘记，警察、消防员、急救员献身于他们的工作，来保障我们每个人的安全。如果他们中有人因为创伤而承受着异常巨大的压力，得到来自于他们的伴侣、家庭和同事们的支持，他们是在共同对抗创伤发挥它的传染性影响。并且，每当创伤所带来的痛苦能够由此被转化为更多的、有关人类重要关系的知识、更多的能量、热情和智慧，我们就离我们所理想的世界更近了一步。

入世的避世者
—— 一位青少年的发展性创伤及情感调节

在与发展过程中一再受到创伤（比如在其原生家庭中）并发展出一系列问题行为的青少年一起工作时，这些行为模式的改变之所以更难，是因为他们几乎不想对他们的成年咨询师发展出信任。为什么他们应该相信呢？首先，他们在童年时期不得不痛苦地学习到，人不可以相信成年人。他们不管在任何情况下都一直会被虐待、忽视、排挤和利用。没有人体贴敏锐地满足他们的愿望。其次，他们的年龄正处在这样一个发展阶段，同龄人对他们的影响远比父母或其他成年人要大得多。尽管如此——虽然有时是被强迫地——他们还是会来接受咨询。对于出于强迫才来接受咨询的情况，玛丽·路易斯·科南与詹弗兰科·切金（Marie Luise Conen & Gianfranco Cecchin，2007）提出了一套适用于与没有咨询动机的来访者进行工作的、非常有帮助的方案。科南（Conen）认为，"监管"与"咨询"必须由不同的机构来代表，这样，咨询师才能够询问：监管他们的人（青年福利署、青年法庭的法官等）对咨询有什么期待。"我如何帮您摆脱我？"是她这本书的标题，且是在"强迫咨询"的语境中被大量引用的一句话。

杰奎琳（Jacqueline）在去教育咨询机构的时候 17 岁。她并不是完全出于自愿而来的，她所在的青少年救助机构的老师把她送来做咨询，以便她能够处理她的创伤。她在自己的原生家庭遭受过身体和性暴力，13—15 岁期间流浪在外（离家出走生活在街上），自两年前开始生活在一个青年居住团体中。她在上一所普通中学（Hauptschule*）并且喜欢上课。但在集体中她因为举止粗俗随便而不受欢迎。每周有两三次，她会用锋利的东西割伤自己的胳膊。对心理治疗她没有什么想法和期待，她在精神科医院接受药物治疗时曾有过很糟糕的经历。

经过一系列谈话，咨询师已经能够和杰奎琳建立起持续稳定的关系。一再令咨询师感到印象深刻的是，即使杰奎琳有充斥着各种问题和危险的过去，她仍然能够生出那么多能量，来将她的生活引向另一条道路，并且在学校成绩非常好。在咨询中，她一再称自己为"入世的避世者"。杰奎琳希望咨询师能够用"你"来称呼她，对于"您"这个称呼，她觉得自己还太年轻。

锚定资源

在进行了很多次咨询谈话、且杰奎琳基本上已经建立起了对她的咨询师的信任之后，她们进行了下面这样一段谈话：

咨询师：杰奎琳，在过去的这一周中你都有什么经历，触发了你的喜悦、幸福、满足或自豪的感觉？

杰奎琳：像现在？在我的生活中从来没发生过什么好事。

咨询师：是，可能有人会遇到这种情况。但常常正是生活中的一些小事，帮助我们挺过了艰难的时期。

杰奎琳：这您说得对。上周我做了一个土豆沙拉，小群体中的所有人都觉得它很好吃。你是说这样的小事？

咨询师：是的，我就是这个意思。这可以算得上是一个让你感到开

---

* 这一类中学毕业后不参加类似于中国的"高考"，而是进行职业培训。——译者注

心、满足或幸福或自豪的经历吗？

杰奎琳：啊，其实我挺为自己感到自豪。

咨询师：太好了。还有什么让你觉得是很好的经历？

杰奎琳：学校的一个老师表扬了我。

咨询师：这也是让你为自己感到自豪的经历，还是这个经历让你感到开心、幸福或者满足？

杰奎琳：更多的是开心。

咨询师：好的。我们现在已经有两件事了：土豆沙拉和自豪，在学校得到称赞和开心。还有什么吗？我相信"所有好事都成三"。

杰奎琳：我不知道，也许，我两天前骑自行车兜了一圈也算？

咨询师：是啊，我们也可以把这个算上。当时你感到幸福、自豪、满足或者开心？

杰奎琳：没什么特别开心的，也没有觉得幸福，可能比较满足，我又振作起来了。

咨询师：好的，那我们现在有土豆沙拉和自豪，称赞和开心，骑自行车和满足。这对一周来说已经够多了！你知道吗，我们并不是只在这里谈生活中那些还令人感到舒适的方面，也包括谈谈困难的方面。我们今天该聊点什么呢？你想改变自己什么？或者说，别人想让你改变什么呢？

询问积极的经历、上一周的成功经验，以及强调开心、满足、幸福和自豪，不只是建立起积极的谈话氛围，以及使杰奎琳大脑的警报反应显得不再必要，而且还展示了咨询师首先并不是对创伤事件感兴趣。她没有把杰奎琳简化理解为她只具有充满问题的过去。在像杰奎琳这样的人身上，可能会产生一种强大的诱惑，被吸引着去遵循居住团体提出的任务，以及，因为被询问创伤经历而陷入一种恍惚的状态中。即使是杰奎琳自己想要讲述，也最好对她提出以资源为导向的问题：你是怎么挺过来的？是什么帮助你活着走出来的？谁帮助了你？有什么个人特质帮你撑了过来？这里同样也是：让幸存的故事从创伤的故事中产生！

划伤

杰奎琳：愚蠢的问题。所有人都觉得我不应该再划伤自己。

咨询师：我们今天要聊聊这个吗？

杰奎琳：我不知道……

咨询师：或者你今天带来了别的话题吗？

杰奎琳：没……好吧，那我们就说划伤的事吧。

咨询师：好的。杰奎琳，那你说说吧，如果你夜里突然不再想划伤自己，这可能会有什么好的一面？

杰奎琳：我可以穿短袖的衣服了。虽然现在还能看得到伤口，但是它们迟早会消失。

咨询师：好的，这是一个好处。还有别的吗？

杰奎琳：我和老师之间可能也不会再有那么多不愉快。

咨询师：是，我明白。还有第三个好处吗？你知道的……

杰奎琳：是，是。所有好事都成三。（两个人都笑了。）但我一时想不到什么了。

咨询师：我好像想到了一点，但我不知道对你来说算不算是好处。

杰奎琳：那您说说。

咨询师：我可以想象的是，你就不必那么担心你的健康了。因为也有可能你的某个伤口会很危险地发炎。你觉得这对你来说算是一个好处吗？

杰奎琳：不……，为这个我倒不害怕。但现在我突然想到：可能会有的那种愚蠢的包扎和那些愚蠢的问题，可能会消失。

咨询师：好的，那现在你有三个好处了：第一，穿短袖衣服；第二，与老师在一起不再感到压力；第三，没有愚蠢的绷带和愚蠢的问题。

杰奎琳：但其实我们班还有我住居团体的其他女孩们也应该在这里。您不能告诉她们一下吗，她们应该停止侮辱我。那我就也不会再划伤自己了。他们有责任。

咨询师：但她们并不在这里，而是你。

杰奎琳：是，更大的错误。

咨询师：所以我这么理解对吗，你划伤自己，是因为她们侮辱你？

杰奎琳：是的。

咨询师：所以你的行为是可以预见的，就像一个提线木偶。她们拉动那根线，你就会划伤自己。当她们想要你划伤自己时，她们就说几句侮辱你的话就行了。她们的确完全掌控了你。谁来决定？你还是她们？

杰奎琳：当然是我自己决定，我要做什么。

咨询师：听好，杰奎琳，我相信你是一个很聪明的女孩。我也觉得，你应该自己决定你要做什么。而且我相信，她们一定会很惊讶，当她们侮辱了你，而你却不去划伤自己。那时候她们就知道了，你不再被她们所操控。

杰奎琳：真的吗？

咨询师并不认为，杰奎琳划伤自己是因为其他女孩说了侮辱她的话——这一点在下一段中会清楚的表现出来。尽管如此她还是接受了杰奎琳的解释。在杰奎琳确信她自己掌握着是否要划伤自己的决定权之前，去谈论改变的可能性并不太有意义。有很多受过创伤的年轻人，都会在当下的他人身上为他们的攻击性或自伤性的情感爆发寻找原因。"当他这样看着我，就是他马上要侮辱我，那我最好就先揍他一顿。""如果他们不威胁我，我就不需要打他们。""如果我不打他们，他们就不会尊重我。""我只是因为那些人的行为如此恶劣才划伤自己的。"那些生活在戒备状态下的个体，有着非常狭窄的耐受窗，并且已经习惯在轻微的压力下就陷入过度唤起或唤起不足的状态。

彼时彼处的恰当理由

咨询师：杰奎琳，自从你上次来这里之后，我对你做了一些思考。

杰奎琳：（惊讶地）想了什么？我有多蠢吗？

咨询师：不是。当然不是。我想了一下，你划伤自己这件事有什么恰当的理由。我的结论是，这个恰当的理由存在于过去。我相信，过去曾有某个时刻，其他人把你伤得非常疼并严重地逾越了你的个人边界，以至于，当你今天想起那些时，非常可怕的感觉就会浮现出来。也可能完全没有任何感觉浮现，你完全感觉不到自己了。这两种情况都让人如此难以忍受，以至于你不得不做点什么，来摆脱这些感觉或者这种"没有感觉"。于是你划伤自己，让自己重新在此时此处感受到自己。我描述的这些，对你来说有熟悉的内容吗？

杰奎琳：是的，这种"没有感觉"。但我现在不想谈论我的过去！

咨询师：我们现在也不必非要谈论过去。但就是说，这对你来说是熟悉的，就是那种来自过去的感觉有时如此紧紧地掌控了你，让你无论如何必须要做点什么，来让自己可以重新感觉到自己（的存在）。

杰奎琳：是的。

咨询师：那你现在可以做个决定，你是否已经准备好学习些新的东西，当这种"没有感觉"又强烈得让你无法承受时，你可以做什么。

杰奎琳：我不知道自己能做什么。

咨询师：先只问个问题，你是否想学一些新的东西呢？

杰奎琳：如果有用的话。

咨询师：我有个建议：我先给你演示，然后你来试试，看它对你有没有用。

杰奎琳：好吧。

咨询师：为此我需要先从你这里知道，你知不知道火山是怎么运转的。

杰奎琳：不敢相信！问我火山是怎么工作的？突然喷火和冒烟，还有岩浆出来。夏威夷刚有一个叫基拉韦厄（Kilauea）的火山爆发了。我在报纸上读到过。

咨询师：喔！你真聪明。火山就是这样的。火山在爆发前，会在地下发出隆隆的声音，就好像它在聚集能量。我想，在人类这里也一样，在他的火山爆发之前，也有这么个隆隆作响的过程。在你"自我划伤的火山"爆发之前，在你身体里的某个地方，有这样的隆隆作响吗？

杰奎琳：不知道。

咨询师：你想知道，别人是怎么说的吗？

杰奎琳：嗯。

咨询师：有的人说，他们的肚子有非常奇怪的感觉，发痒发麻或者有压迫感，不舒服的感觉。另一些人说，他们的心脏会跳得非常强烈并且好像突然无法呼吸，仿佛喉咙被勒住了。还有些人，感觉到自己肩膀、脖子或者胳膊和手的肌肉紧绷。这里面有你熟悉的感觉吗？

我相信这一假设是正确的,即:在"被触发"的这个过程中身体是最先有反应的(Huether et al., 2012),并且它发出了可靠的信号:在腹部,肾上腺皮质参与生产肾上腺素——一种重要的压力激素;在胸腔,心脏以更强劲的心跳将氧气输送至双臂和双腿;每种情绪都有一种呼吸图式,而恐惧和惊吓的呼吸图式是呼吸停顿;在恐惧和惊吓中,手臂、脖子和肩膀区域的肌肉会呈现紧张状态。不留意自己身体的人,不会感觉到自己身体的这些反应,所以可以先给他们留的家庭作业是,在接下来的几天内找到个人(身体上)最先出现的压力信号。

此外,您注意到,咨询师在咨询的每个阶段是如何让杰奎琳自己做决定的了吗?咨询师知道,哪些干预措施应该以何种顺序被使用,但要顺应杰奎琳的节奏。在创伤咨询中,我们跟随来访者,又要先于他们一步。

杰奎琳:我觉得,在我完全什么也感觉不到、然后必须划伤自己之前,我有种特别的感觉在腹部。

咨询师:嗯。那你觉得,当你在腹部感受到这种感觉时,除了走开然后划伤自己之外,你还能做点什么别的事吗?

杰奎琳:我不知道。

咨询师:我有个想法,但我提醒你,这真的有点特别。(走向写字台,从抽屉里拿出一个带刺的球)你见过这种刺猬球吗?

杰奎琳:是的,在一次按摩时我见过这个。

咨询师:把它放在手里,使劲用力挤压它。

杰奎琳:啊!好疼。手上马上就压出印子了。

咨询师:它应该就是要有点痛的。请再挤它一会儿。你能同时打瞌睡吗?

杰奎琳:不,不行。

咨询师:这就证明了,当你用力挤压这个球的时候,你是保持在当

下的。当你不想划伤自己——在你挤压这个球的时候，对
这种情况，怎样的一句话适合呢？

杰奎琳：也许是：不是现在。

咨询师：听好。我把这颗刺猬球给你一个星期。当我们下周再见
时，我很想知道，在你往常要去划伤自己的时候，是不是
使用了这个球，以及它是不是成功地帮到了你。再见，杰
奎琳。感谢你参加今天的谈话。

杰奎琳：好的，再见，也谢谢你的这个刺猬球。

中止解离

有不同的辅助方法适用于中止解离。在我看来，简单地提供替代
方案并不是很有效果的。简单地提供替代方案听起来就像是下面这样
的："不要再划伤自己了，当你又这么想时，最好捏一下刺猬球。"但这
里始终不清晰的是，这个人到底是否想改变他自己的行为——这个行为
的原因存在于过去并在当下被触发；以及，当这些需要被改变的行为出
现时，哪些最初的信号会被感知到。上述案例中所使用的步骤，也与
在马萨诸塞州布鲁克林创伤中心与受创伤的儿童和青少年工作的玛格
丽特·布劳斯坦和克丽丝廷·金尼伯格（Margarete Blaustein & Kristine
Kinnibourgh，2010）所提出的构思相一致。他们强调，依恋、自我调节
和能力是创伤后康复的决定性因素。停止解离使来访者获得自我调节和
能力。

在文献资料中，尤其是玛莎·莱恩汉（Marsha Linehan，1996）提
出的辩证行为疗法（Dialectical Behavior Therapy，DBT）的文献中，有
一系列中止解离的方法已为人所熟知，其他知名的创伤专家（例如：
Reddemann，2016；Sack et al.，2013；Sack，2010）也对此进行了补充。

这些方法激发不同的感官，帮助当事人的感知能够保留在此时此处，不再被过去的恶魔所触发（或者至少不再这么强烈地被触发）。

- **皮肤（触觉）**：包括握刺猬球或者带尖的石头，在鞋里放小卵石，在手腕上带被拉伸并可以弹回的橡皮筋，腋下夹冰块，十指加压术。
- **味道（味觉）**：包括辣椒，狮子牌芥末酱，辣根，芥末（日本辣根），辣椒酱，酸味口香糖。
- **气味（嗅觉）**：包括氨气，刹车液，但也包括让人愉悦的气味，比如玫瑰油。

所有中止解离的方法都只允许在紧急情况下被使用。如果它们已经变成当事人的习惯或者当事人非常愿意使用它们，那么它们就完全失效了。原本就喜欢吃辣的人，也许就应该使用触觉性的中止解离的方法；而那些对外有攻击性的人，就不应该向他们建议使用刺猬球或带尖的石头（有投掷危险！）。

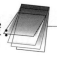

以上所详细描述的情绪调节干预方法的步骤：

（1）锚定资源（积极的经验）

（2）选择要去改变的行为模式

（3）改变的好处（自我激励、外部激励）

（4）彼时彼处的恰当理由（但并不探究过去）

（5）决定去改变

（6）找到身体信号（火山）

（7）找到替代方案（中止解离）

（8）授权（有使用或不使用的自由）

恐惧的刺猬和愤怒的安娜
——针对儿童的创伤童话故事

在危险的家庭关系中成长的孩子，首先需要的是一个外部的安全。立法机构不仅仅是要求给孩子提供没有暴力的养育，而是要求国家机构能够确保孩子的幸福。因此，所有基本干预措施都是针对如何终结严重的身体或情感滥用的。原则上包括：身体虐待，性暴力，重复发生的极端忽视和情绪暴力。情绪暴力这类暴力形式的影响，比较晚才引起儿童保护领域的关注（Vachon et al.，2015）。

如果外部安全已经得以实现，儿童随后需要的是能够提供安全感的依恋对象——对孩子来说值得信任地站在他们身旁，并帮助他们理解，这个世界上有对他们好、不会给他们带来任何形式暴力的人。这样，遭受发展性创伤的孩子能够再次发展对成年人和对自己的信任。"解铃还须系铃人"——由人所造成的，也只能由人带来疗愈。

我相信，在很多对很小的孩子就造成创伤的父母身上，他们自身多样的艰难和压力性的生活经历——生活史中的和现在的——都导致（养育孩子成为）一种对他们的过度要求。乌尔里克·洛克（Ulrike Loch）研究儿童保护这一主题后得出结论：

"孩子的父母承受着创伤，而这些创伤的根源，主要追溯到在家庭环境中所遭受的暴力、忽视和/或关系创伤（比如亲属的丧失）。除了父母的（并且通常还有其他家庭成员的）心理疾病外，原生家庭显示出诸如自杀、酗酒、家庭暴力和/或失业等问题，这些问题在时间上大部分是属于过去的，然而对于现在的家庭，是当

下的。"（Loch，2014，S. 282）

儿童的稳定化技术

在外部环境安全实现后，很多受创伤的儿童都能够从特别为他们而设计的稳定化干预中获益。从与成人的工作中我们已经熟知"想象练习"，它可以为创伤中所产生的糟糕情境画面提供（内心的）平衡。对于儿童，在此我指的是6—12岁的儿童，这些练习以一种实用而直观生动的形式呈现，因而更加好用。比如，我们可以想象，制作一个由厚纸板或者木头制作的、带有非常细微裂缝的保险柜或银行保险箱。那些儿童所能够描画出来的，那些噩梦或者回闪中令人恐惧的画面，可以被孩子画出来，然后锁到这个箱子里。这样，这些画面就被外化，并在想象中以不再令人感到害怕的形式被安顿下来。与此同时，还可以（在想象中）制作一个百宝箱，用来保存对那些非常棒的情景的记忆。积极的经历可以被画出来，并以这种方式在家中不断地被回忆起。那个著名的练习"内在安全场所"，可以被孩子画出来，然后在某个地方挂起来，让孩子在需要的时候，可以反复地看到它。

一种特别高强度的稳定化技术，是先在一张很大的纸上以实际大小画出孩子的轮廓——一张壁纸非常适用于此。然后第二步，是问这个孩子，每个身体部分能做什么。比如：脚能做什么？腿能做什么？膝盖能做什么？每个身体部分相对应的所有功能都会写下来（脚：走路，感觉到地板，用脚趾抓，等等）。围绕着头部，当然会有特别多积极的特性被写在纸上，因为这里有大脑，是感官感知的核心区域，存在着极其多样的资源。这张画也可以带回家。

对那些太小、还不能很好地画画的孩子，照片也能提供帮助。一个6岁的小女孩带来了自己与养父母的照片——一张她会深情地看着的照片。我请她每次来咨询的时候都带着这张照片，即使她的养母一直都亲自在场。

　　注视着自己与能够提供安全感的人一起在照片上，从我的经验来看，可以加深安全感，而这种感觉通过这些人的"在场"同样也能激发出来。如果可能的话，我通常会在父母或养父母在场的情况下与儿童一起工作。我们不可以忘记这个事实，即：最好的稳定化练习也没有每日关照孩子幸福的成年人有用。

通过故事解毒

　　在稳定化阶段之后，如果能够对创伤性的记忆进行"解毒"，对于当事的孩子来说是非常有帮助的。这种"解毒"是这样实现的：所经历的内容在叙述中被命名，并由此储存在孩子大脑的皮质区，从而使其具有"'（让事情）过去'的能力"。已经为儿童开发出了不同的创伤暴露程序，在其中孩子的过去能够被叙述性地回忆起并得到处理。这些创伤故事的讲述，可以通过人形玩偶（Lovett，2000；Weinberg，2005）或者通过沙盘游戏（Brächter，2010）来形象地说明或得到补充。这些故事应该包括所发生事件中那些可怕的元素，并要展示出：通过各主角能力的增长而获得解决方案，以及一个积极的结果。而明确的"陌生化"应该令孩子更容易将自己与那些可怕的经历保持距离，或者只是简单地倾听一个故事。与此同时，即使发生了（对创伤体验的）"陌生化"，经常也会发生对故事主角的"认同"。

恐惧的刺猬

5 岁的莱昂（Leon）自两年前开始生活在现在的寄养家庭中，在此期间没有机会回到自己的原生家庭中。在他的原生家庭中，他常常体验到妈妈如何被爸爸殴打。当妈妈有一次在被突然暴击后不得不在医院接受好几天的治疗、而爸爸因为有待接受审查而被拘留期间，青年福利局的一名工作人员决定将孩子安置给临时托管。并在几周后就给莱昂找到了一个可以长期托管的地方，在此期间他妈妈和他的爸爸分开了，并同意把莱昂寄养在别人家里。莱昂可以两周见一次母亲，除此之外他在寄养家庭中感觉非常舒服。但他之所以会被注意到，是因为当家里有人出于任何原因突然大声说话时，他常常就会充满恐惧地躲在一个角落里，尤其是躲在桌子下面，比如：当养母喊她的亲生儿子吃饭的时候；当养父在电话里与自己听力不太好的妈妈说话的时候；当家中一个儿子在楼上向下喊着说什么的时候。在幼儿园里，当有人大声喊，莱昂也会表现出恐惧，并把自己藏起来并发抖得很厉害。有时他会在夜里发抖着惊醒，尖叫，而且很难安慰他让他平静下来。

在莱昂的寄养妈妈向我叙述完他的故事并报告完他的症状后，我请她下次带孩子一起来。我简短地询问了他在幼儿园的情况，是否有朋友，都和朋友玩什么。然后我告诉他，我现在要讲一个故事，这个小男孩要好好听着。莱昂坐在养母的怀里竖起了耳朵。

"莱昂我想给你讲一个故事，一个刺猬的故事。从前有个小刺猬。当它出生的时候，它的刺猬爸爸和妈妈可高兴了，因为他是多么可爱的一个小刺猬男孩啊，还很健康开朗，每个人都喜欢它，尤其是它的刺猬爸爸和妈妈。它们经常一起在森林里玩耍并且非常快乐。父母都很爱这个小刺猬，它也爱它的父母。"

　　这个故事的开头形容了在创伤发生之前的时光。在此我们介绍了一个基础资源，并且对于家庭内部的创伤，父母的（有时哪怕只是很小的）以及故事主角的积极部分，都应该在谈话中被谈及，就像提及故事主角的积极部分。孩子借由此强化积极的身份认同。

　　　　"当这个小刺猬渐渐长大，可以真正地自己看、听以及闻的时候，它发觉自己的父母常常争吵。它们大声喊叫，完全停不下来。这让这只小刺猬感到恐惧和难过。可是它觉得它们应该停下来。但它们没有这么做。他们越来越多地竖起自己的刺猬刺，这让它们彼此靠近成了非常危险的事。这只小刺猬更加害怕了，害怕它们甚至可能互相伤到彼此。它想：希望没有人受伤。有一天它担心的事情终于成真了。一只的刺重重地刺伤了另一只，流了很多血。对小刺猬来说这是最糟糕的。它不知道现在谁会来照顾它。谢天谢地森林中还有其他动物。小兔子一家收留了这只小刺猬，并且给它建了一个非常棒的窝，让这个小刺猬可以在里面睡觉。"

　　在故事的第二部分中，应该刻画导致创伤的事件，以及创伤本身，包括相关的情绪和感觉细节。在此应该描述主角所经历的生存性威胁的情境，可能也包括所浮现的负面想法和感受，以及孩子当时所经历的或可能经历的画面、声音、味道。然后必不可少的是，要让故事里有一个解救的场景。但这也意味着，如果孩子或他们的照料者遭遇的是持续的危险，那么，"讲述创伤故事"的方法是没有帮助的。这种情况下，关注现实世界中的外部安全就再次成为需要优先考虑的事情。

　　　　"这只小刺猬在兔子家中过得真的非常好。它在这里长大，学了很多在森林中应该学习的东西，并且生活得很安全。但有时候它会听到很大的声音，比如当小兔子尽情地玩耍时。这时候小刺猬就会很害怕并躲到一棵树的后面。它知道小兔子不会对自己做什么，但它就总是一再地看见正在争吵着的父母又出现在自己的眼前。

有一天，当它又感到害怕，它紧紧地咬住了一根胡萝卜，它也不知道，自己怎么突然有这样的感觉。之后那些可怕的画面又很快消失了，小刺猬也知道这些很大的声音不会对自己怎么样，因为它们只是小兔子弄出来的。

下次再有这样的事情发生的时候，小刺猬已经不再需要一个胡萝卜来让自己平静下来了。它再也不害怕很大的声音了。有时候刺猬妈妈需要小刺猬，但这也不会再让小刺猬感到害怕了。它知道最糟糕的时间已经过去了。小刺猬和兔子一家生活在一起，长成了一只每个人都喜爱的大刺猬。兔子一家也为自己有这么一个强壮带刺的朋友而感到高兴。当然，它只会在兔子一家需要被保护的时候才会用到这些刺。刺猬的故事到此就结束了。"

在"讲述创伤故事"的最后阶段，主角会获得新的能力，并且继续身处安全之中。故事的结局描述创伤的解决，提供建设性的解决方案，并且包含积极的信念——那些人们希望孩子把它们变成自己所拥有的信念。听到故事的结局以及主角的积极观点，应该让听故事的人觉得有意思。莱昂后来告诉他的养母，他有时也感到害怕，但这现在其实不需要了，因为就像小刺猬所经历的一样，最坏的时候已经过去了。

愤怒的安娜

6 岁的杰茜卡（Jessica）问她的养母，自己是不是在她的肚子里待过。养母说没有，并且告诉她——就像她之前已经跟杰茜卡解释过很多次的——杰茜卡有一个生了她的妈妈，然后有了第二个妈妈，就是她自己，是现在照顾她的妈妈，因为她的第一个妈妈病得很严重。（那位妈妈有精神疾病，生活在另一个城市，她们之间没有联系。）这次谈话后杰茜卡非常愤怒，对养母又咬、又踢、又打，骂她、朝她吐口水。通过对她既往史的询问，我了解到，这个小女孩最初跟她的生母生活在一起，然后在一个临时托管家庭*待了一年，随后又在另一个寄养家庭生活了一年，之后去了儿童福利院，终于在她 4 岁的时候来到了现在的寄养家庭。在我们第一次见面的时候，杰茜卡告诉我她刚刚庆祝了 6 岁的生日。我在素描簿的底端画了生日蛋糕上的蜡烛。杰茜卡很感兴趣地看着，我邀请她参与画图，请她在每个蜡烛的下面写上数字（1，2，3，4，5，6）。

　　之后我开始说："杰茜卡，我想给你讲一个关于安娜（Anna）的故事。安娜是一个小姑娘，跟你一样有一头金发。"杰茜卡微笑着，摇了摇她一头浅金色的头发。"当安娜刚出生的时候，她的父母非常高兴，决意要做这个世界上对安娜最好的父母。但是非常遗憾，他们没能做到。父母两个人经常争吵。不知从何时开始，安娜的妈妈开始非常害怕爸爸，并带着安娜搬到了一间自己的公寓里。但遗憾的是，对安娜来说，在这里也并没有更好，因为妈妈没有很好地照顾她，有时候甚至忘记了给安娜些吃的……"

　　在我讲述安娜故事中每个阶段生活状况的同时，我也在画簿上在蜡烛（和数字）的上面，画上了代表安娜和父母、安娜和妈妈、安娜在临时托管家庭等的小人像。最后我们来到了安娜在她的长期寄养家庭里的故事。

　　"……安娜一天天地慢慢长大，一直生活在这个家庭中。有时

---

* 即，受到家长不当对待的孩子会被送去的寄养家庭，这也是寄养家庭的一种。——译者注

安娜会和这个妈妈发生很大的争吵，安娜会勃然大怒。两个人都不知道这是为什么。但安娜暗暗地其实知道。她是想弄清楚，她是否真的能够继续待在那里，即使她的举止非常糟糕。"杰茜卡笑着看向她的养父母。"然后妈妈说：实际上每个家庭都有不和谐。"杰茜卡不好意思地看着椅子的座位。"有时候会有责骂，有时候有人会生气。但，安娜，不管你做什么，你都会一直待在我们这里。我们爱你，想和你一直在一起。当安娜听到这些的时候，她感到非常高兴。"杰茜卡的脸上绽放着光芒。"这样，这个家庭中不时还是会有争吵出现，但是安娜确实可以一直待在那里。讲到这里安娜的故事就结束了。看，杰茜卡，我在这儿画了好多关于安娜的生活的画。现在请你在我给你的本子上画画你的家庭。"

杰茜卡开始画画。她画了自己寄养家庭中的两个兄弟姐妹、她的养父母，并把自己画在了中间。画中的杰茜卡穿着跟画中养母一样的衣服，而衣服的颜色跟养父的一样。在此次谈话之后，她的养父母后来说，杰茜卡又像以前一样了，她的暴怒停止了。似乎我也在这个故事中抓住了对杰茜卡来说最重要的生活主题："我从哪里来"，以及，"我属于哪里"。安娜的故事给了她一个可以认同的身份，证实了她完完全全地属于这个寄养家庭。与第一个故事相比，我在这个故事中还融入了关于症状的内容。

"讲述创伤故事"适用于到 12 岁左右的孩子。对于学龄的孩子，我有时候不会选择用小动物来当故事的主角，而是用一个有着完全不同名字、但是性别相同的孩子来作主角，就像我对杰茜卡做的。一个 11 岁的男孩凑向我的脸对我说："这就是我的故事。"我回答道："这真有意思，你的故事跟这个这么相似。你还想继续把这个孩子的故事听完吗？"是的，他很感兴趣。

琼·洛维特（Joan Lovett）写道："一个'成功'的故事，是一个能够让孩子喜欢、并且使那些因为创伤而必须面对的、具有压倒性且难以理解的困难，能够在其中得以解决的故事。此外，这样的故事，还向孩子传达与他所处的成长阶段相适应的信念，这将有助于他们将命运握在自己手中。"（Lovett，2000，S.276）

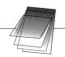

"讲述创伤故事"的要点

- 语言：简单，以儿童为中心
- 时长：如同一个睡前故事那么长
- 主角陌生化：动物或有另一个名字的孩子
- 正常化或标准化：有可能发生在一个孩子身上的事情
- 解决：应对此类事件的可能性
- 结构：一个有开始、过程和结局的完整故事

难民：在"之后"到来之前

在过去的 15 年中，全世界范围的移民人数一直在稳步增长。据联合国统计，2015 年登记在案的移民人数为 2.44 亿，而 2000 年仅有 1.73 亿（联合国，2016）。来自不同原籍国家和文化背景的移民和难民，是战争、种族冲突、政治迫害和经济灾难的幸存者，他们希望有一个更好

的现在和未来。移民所面临的环境条件，往往充满压力，尤其是对于寻求庇护者和难民来说，他们在逃亡前和逃亡中所承受的压力，以及在异国要面临的压力结合在一起，对家长和儿童会有特别成问题和复杂的后果。根据报道，比如每五个来自叙利亚的难民儿童中就有一个有创伤后应激障碍的症状（镜报，2015年9月1日）。一般地方疾病保险（Allgemeine Ortskrankenkasse，AOK）的科学服务部门2018年经调查得出，每四个来自叙利亚、阿富汗和伊拉克的难民中，就有三个因创伤性暴力经验而承受过重的心理压力（柏林每日镜报，2018年10月30日）。

在两种文化之间

对于"文化"一词，我们可以将其理解为是一个由被普遍接受的基本假设、价值观、习俗、行为方式和物品所构成的系统，在一个社会中的所有成员都以此来与他人以及与这个世界进行有意义的交往，并且会由一代人传递给下一代。每种文化都包含表达感受的规则，都设立界限，并表明应该使用哪些策略来应对情绪。而在移民之后，这些用于了解世界以及塑造关系的规则不再与之前的相同，在此，会发生身份认同的改变，父母的文化价值在向孩子传递时也会发生改变。

通过他们的孩子，移民父母强化自己与这个新文化以及与自己的新需要之间的接触。他们面临着重大的挑战：作为家长要接受新的价值观和新的教育方法，与此同时又扎根于自己的文化中。这样，比如，一个人来自于集体主义价值观占优势的社会，当他生活在一个以个人主义取向为主导的社会中时，就可能会产生冲突。儿童和青少年与父母生活在一起，他们身处不同文化之间相碰撞摩擦的应力场之中，对于他们来说，这可能导致在他们已经有的创伤后压力之外，又多增添了一份压力。孩子们必须建立一种文化结构，这个结构包含这种分裂：一方面与父母的文化相关（通常是有关感受的文化），另一方面与现在生活的外部世界相关（通常是有关理性和日常经验的文化）。作为后果，孩子有可能既在自己的家庭中又在新的文化中感到陌生。他们用两套不同的代码生活，作为这两套代码的代言人和翻译者，他们必须同时练习。

　　对健康与疾病的不同观念，可能会导致在对来自其他文化背景的人进行咨询的过程中遇到困难。比如，当精神痛苦的概念不属于某文化的一部分时，来自于这种文化的人通常抱怨的就是身体的疼痛。同样众所周知的是，女性所遭受的身体屈辱，比如强奸，必须要被隐瞒，以免被家庭和社会所排挤。置换成身体上的痛苦，可以帮助她们保持自尊并寻求医疗帮助。在很多文化中，回避和压抑被当作是应对压力事件的好方式。目标是"不要丢脸"。在集体主义社会中，社会和谐通常具有最高优先等级。从这个意义上讲，当一个咨询需要对文化差异保持敏锐时（Kizilhan，2018），它不会把创伤暴露放在首要位置，而应该提供稳定化干预，以当下的生活能够功能运转良好为目标。

移民和创伤

　　被迫离开家乡的父母、青年人、儿童和青少年，他们的经历都可能具有导致创伤的潜在可能性：亲身遭受、现场共同经历或积极参与暴力行为、失去父母一方或双方、营养不良以及缺乏医疗服务供给。汉斯·凯尔松（Hans Keilson，1979）认为，这些创伤源是连续的，也就是说，它们没有可定义的起点也没有可估算的终点。而逃难常常也包括持续的饥饿、恐惧和生命危胁。无助和失控感会在流亡中一直持续。宿营地或贫民区的生活条件通常都非常差，并且同样可能伴随着暴力。除此之外，不信任和被拒绝的经历、可能造成二次创伤的审讯情境以及有可能被驱逐的危险，无一不为既无外部安全感又无心理安全感的境遇做出了"贡献"。在一个新的文化中获得行为能力的困难程度，又增添了额外的压力。关于"创伤后压力"，还没有真的达到"（创伤）后"。

尤金尼奥·罗思（Eugenio Rothe）在古巴的难民儿童中发现，在到达美国的 6 个月之后他们出现了严重的创伤后应激症状。67% 的孩子表现出回避行为，64% 表现出退行性行为，60% 的人在噩梦或闪回中再次体验了他们的逃亡经历，51% 有过度唤醒的症状。68% 的人报告，逃亡的经历极大地改变了他们的朋友。这项研究的结果是，当外部压力终止后，创伤后应激障碍的症状可能会不被发现地继续保留下来（Rothe，2004）。但这个研究也显示，三分之一的孩子会在半年后从这种威胁生命的压力中恢复过来。

一个针对在德国的难民的研究，强调了移民的过程性特征以及难民在精神障碍发展上的不同。一方面，我们可以预期，PTSD 的症状会在难民到达目标国一段时间之后出现；另一方面，也有人即使有创伤性经历也能够保持健康。因此，把所有的逃难者都病理化为"受到创伤"是不太有意义的（Nesterko & Glaesmer，2018）。凯尔松在被称为"第三阶段"的条件中，即，在实现外部安全后的时期中，看到了至关重要的康复可能性。

> "第三阶段的意义，在于护理环境的质量，在于它打断创伤链并以此减轻整个事件影响的能力，也就是说，护理环境本身能够提供必要的帮助，或者能够及时寻求帮助和咨询；更确切地说，是在于它反过来不具备的那些能力——整个创伤会因此被强化。"（Keilson，1979，p.430）

政治社会学家阿拉丁·埃尔-马法拉尼（Aladin El-Mafaalani）描述了 20 世纪 80 年代来自黎巴嫩的战争难民群体中成功的和不太成功的移民过程之间的差别。在美国，黎巴嫩的儿童属于所有移民群体中在教育上最为成功的群体，但在德国，却属于最受歧视的。在这两个群体之间没有显著的社会学上的差异，但是：在美国他们当时只需要几个星期就得到了工作和居留许可，但在德国这持续了长达 10 年甚至 15 年（El-Mafaalani，2015）。

除这个问题外，即，在德国的难民儿童的家长如何能够尽可能快地具有行为能力，并且能够自己决定如何塑造自己的生活，根据关于创伤复原和孩子成功融入的问题的研究结果，其结论是：一方面，要让孩子在有安全的居留身份的家庭生活中生活；另一方面，他们应该尽可能快地与同龄人建立联系，并且没有其他心理压力地在一种安全的有保护的环境中建立自我效能感——对年龄较小的孩子来说这意味着幼儿园，对年龄较大的孩子来说意味着学校。

从三个层面来理解

这些难民小朋友在幼儿园已经能够通过非语言交流加入其他小朋友的游戏，并在有敏锐的（成年人）陪伴下成为小组的一部分，在学校中，就更多的是通过语言来交流。成功融入的关键，则就是语言能力。

与获得语言能力相平行的是，受到创伤的难民需要别人对与他们生活史相关的压力以及由此而导致的困难有特别的理解。戴维·齐默尔曼（David Zimmermann）建议，在教育学的背景下应从三个层面来对个案进行理解（Zimmermann，2012a）。

- **第一层　涉及客观数据**：这个年轻的、受到创伤的难民经历了什么？他从哪里来？他在德国如何生活的？这些信息呈现了教育行为的先决条件，但在此不需要所有的细节都知道。而拓展对其家乡和文化差异的知识，能够在这一层面更进一步地扩展对个案的理解。

■ **第二层** **涉及这个年轻难民的主观体验**。在此，一方面重要的是，要了解创伤后应激障碍的典型症状，并知道受到创伤的人需要"切换休息"，以让他们自己在情绪泛滥时重新稳定下来。另一方面，必须考虑到，当事人常觉得自己是局外人，并出于羞愧和恐惧不去谈论自己的感受。当他们还不理解新的文化时，他们会将自己体验为是无助的并且被外人所控制。有些人会有很高的成就导向，因为他们相信通过获得成就可以让自己和家人取得安全的居留权。

■ **第三层** **涉及情境信息**。哪些感觉和态度会在教育工作者与难民的互动中被触发？这可能比如是愤怒、巨大的内在空洞感，或者也可能是作为父母的感受。这些被触发的感受，可能是儿童或青少年体验世界的一部分，甚至可能是无人陪伴的未成年小难民梦寐以求但从未经历过的（正常的亲子）关系。

从这三个层面进行理解，为与受到创伤的儿童和青少年建立沟通以及预防他们重复体验恐惧和被抛弃的感觉，提供了可能性。

对难民家庭的干预

没有安全居留身份的难民家庭面临来自三个方面的压力：没有外部安全、难以应对过去记忆的碎片（压力源）、没有正常的可自我掌控的生活。他们首先需要日常生活中的帮助。咨询师在此并不只是作为新文化的代理人来帮助移民，让他们在新环境中弄清自己的位置，在寻找合适的住处、衣物、与来自同一祖国的其他人建立人际网络等方面提供部分的实际帮助，而且他们自己也是被衡量的人，衡量他们自己是否是一个安全的和能够依靠的人。一个衡量标准是，他们在多大程度上准备好了，在流亡的新现实中实际地做些什么。比如，一个父亲直到我和他一起用他从社会福利局得到的优惠券买了一个婴儿车之后，才准备好对我说他的问题。在此之后他也和他的妻子和孩子们一起来咨询处见我。

如同与其他受创伤的家庭进行工作，在咨询或治疗中，与家长以及孩子工作的焦点，应该集中在资源上，而不是集中在过去的创伤体验上。对家庭成员来说更有意义的是：对幸存本身的珍惜；强化父母的行为能力，用以作为孩子的安全锚定点；以及强调共同的未来（Korittko，2002；Korittko & Pleyer，2010）。语言上的沟通，通常首先是在翻译的协助下才能实现的。

有逃亡背景的家庭，其资源可能既存在于过去也存在于未来。与父母和孩子一起进行回顾，可以强化他们对原来的身份认同。借助地图以及其他有形的纪念物，可以构建一个从前家庭的平面图。

家庭平面图：

- 家长是在哪里出生的，孩子呢？在该国哪些地方旅行过？
- 亲戚住在哪里，有什么谁都无法带走的关于祖国的美好回忆？
- 什么东西可以与祖国的文化联系在一起？哪些音乐、菜肴、饮料或其他？
- 为了再现家庭背景，可以与孩子一起在家庭板上排列小人偶或小木块。对孩子来说通常很重要的是，能够看到些什么和抓住些什么，在此，即是所说的能够被"掌握（begreifen）"*。

其他的资源，存在于当下和未来。询问家庭等级结构的问题，原则

---

* begreifen：德语，引申义为：领会、懂得、理解；其词根 greifen 的意思为：抓、握；同英语中的 grasp。——译者注

上会强化父母执行者的地位，即使儿童因为能够更快地掌握语言而经常对外作为家庭的代言人出现。关于明确角色划分和重新树立家长的权威的谈话，可以澄清角色混乱并减轻孩子的负担。其他的问题涉及未来：什么时候您才能够再次无忧无虑地生活，为此还需要先达成些什么？您对自己和孩子们有什么期望？什么时候会有新的一代？

当家庭在一定程度上稳定下来并对咨询师建立了充满信任的关系，就可以讨论家庭的创伤史了。在重新建构家庭和逃难的故事时，不应只把不幸以及对所失去的一切的哀伤放在主要位置，而是同样也要关注让家庭成员能够幸存下来的那些态度和行动。当孩子们知道父母是通过什么方法照顾的他们、如何计划或如何提前做好准备，来确保他们能幸存下来，就可以从苦难的故事中生出充满资源的故事。个人的应对策略和行动方案越来越强烈地进入意识层面，家庭的故事能够从过去、现在和未来的角度去审视，而不是只看到眼前（Oestereich，2010）。

无人陪伴的未成年难民

在 2015 年有约 442000 个没有监护人陪伴的难民儿童及青少年穿过边境来到德国，这一人数比上一年度高出了 400%。2016 年这一趋势继续攀升（722000 人），在 2017 年和 2018 年有所降低。青年福利机构在这些年接收人数的增加，绝大部分是因为这种从国外入境而没有监护人陪伴的情况［联邦移民和难民局（Bundesamt für Migration und Flüchtlinge，2018）］。暴力、没有安全感以及在很小时就要自力更生，决定了许多来自战争或危机地区的孩子们的生活。

很明显，如果难民儿童能够得到父母的支持，并在经历日常压力后永远可以预期在家庭中能获得安全感，他们自己就能够更好地应对创伤性压力以及新文化所带给他们的压力。而在没有陪伴的未成年难民这里，他们完全缺乏这种保护性因素。在联邦政府的庇护计划中关于家庭团聚的限制，给这些寻求保护的无人陪伴的未成年人带来了额外的压力。他们中很多人已经与家人分开很多年，并且在祖国或在逃难途中必须要忍受被拒绝、虐待、帮派暴力和其他创伤性经历。很多人不知道自己的父母和兄弟姐妹怎么样了。他们独自来到一个陌生的国家，不会说这个国家的语言、不了解这里的文化，必须在这里完全依靠自己找到出路。但他们也是拥有潜力和资源的年轻人。

据伊丽莎白·巴蒂斯塔－皮托翁·威斯（Elisabeth Batista-Pionto Wiese）的研究，在来自于至少有一方父母陪伴的移民家庭的孩子中，有 26% 报告有创伤经历，而无人陪伴的未成年难民中有 68%（Batista-Pinto Wiese，2010）。在汉堡的一个难民诊所中，2014 年有 39% 的病人根据 ICD -10 被诊断为创伤后应激障碍（Mogk，2016）。他们生活在一个对于安全的现在和对未来的生活计划永远不确定的阶段。如果考虑凯尔松对累积性创伤后第三阶段的意义的理解，那么在青年救助机构中，教育学上的照管就对建立一个治愈性的环境负有特别的责任。如果所有干预措施都单方面地集中于在原来国家以及逃亡的经历，就可能会隐藏一种风险，即：忽略了现实生活情境的影响，以及与此相关的社会排斥现象，从而使暂时的受创伤变为长期慢性的创伤（Piesker，2018）。

无人照顾的暴力受害者首先对自己是一种风险，但也可能会变成社会潜在的炸弹（Leutner et al.，2015）。大多数未成年难民对权威和援助系统都有很大不信任感，为他们提供能够符合他们对于安全、结构化安排和展望未来的需求而做的努力，与大部未成年难民不明确的居留身份形成对立。他们需要有人能够给予他们希望并为他们努力争取。

同时，他们在陌生而难以理解的日常生活中也需要帮助。在此首要的目标，应该是他们的自我负责以及与参与同龄人的社会活动。对此这些年轻人需要自由的空间，在此他们可以获得认可，而不必非要做些什么。与照管者构建信任的关系以及与当地人建立友谊，可以帮助他们在精神上从自己创伤性的过去中解脱出来。他们表现出来的症状，比如抑郁、负罪感或失眠，应当被看作是"对压力性经历和生活状况正常的反应"。他们被极端暴力经验所撼动的对未来的信心，应该被谨慎地构建。一个可以得到确保的至少中期长度的居留权，对当事人来说会是一种巨大的减轻负担。

在与照料者的共同生活中，共同调节的过程可以帮助受到创伤的儿童和青少年发展出迄今为止没有体验过的情绪，来代替敌对、不信任和过于敏感。为此，照料者必须尊重他们迄今为止所使用的任何一种形式的情绪自我调节的方法。行为，会有其之所以出现的恰当的理由，尽管这理由我们乍一看并不能识别出来。如果儿童和青少年无法应对某些事情，这常常值得我们去探索，什么是他们能做好的，什么是他们擅长的。当人们可以从他们那里学到些什么，一条通往建立关系的新的道路就敞开了。卡塔琳娜·德唐普勒（Katharina Detemple）描述了无人照料的未成年难民的一种处于渴望自主与需要帮助之间的生活状况。当他们在逃亡过程中完全依靠自己照顾自己并表现出独立自主性，然而在陌生的国家却需要依靠支持并且遵守规则——而这一切是发生在他们数月甚至数年都在没有固定规则的情况下艰难地熬过来之后，他们会过得怎么样呢？（Detemple，2013）。

有时受到创伤的儿童和青少年会拒绝非常接近他们的人。这种极端形式的设置界限之所以会在紧密接触之后发生，是出于他们对必须再一次经历丧失的恐惧。在此有帮助的应对行为可能是，（照料者）不要也同样向后退缩，而是为自己太过接近他而道歉，并感谢他给予了明确的需要保持更多距离的信号："昨天我们在一起聊了很长时间，这可能对你来说太亲近了。现在我明白了。谢谢你这么明确地告诉我这一点。下次如果你又觉得太多（近）了，请放心地告诉我。"如果儿童或青少年常常表现出解离的状态，表现得好像"停机"一样，这可能是一个暗示，即可能需要通过身体活动或书写、计数和分类任务（更多地与左脑相关）来抵消和平衡情绪泛滥（更多地与右脑相关）。所有共同调节过程的目标，都是建立感觉和心情的波动带宽来作为日常生活一部分的，它既包括失败、无助和距离感，也包括成功、能力和亲密感。

范式－转换

戴维·齐默尔曼主张为校内（和校外）领域进行范式转换。他写道："以规范和制度为导向，与学校的目标——个人及整体的人格发展——正相反。只有当学生的主观经验世界已知的情况下，这种对于学校内的互动来说高度辩证的关系才可能被有意义地设计。只有这样，教育学上的规范才可能具有学习者生活史上的意义，每天从经验中学习才可能作为学校教育的一部分"（Zimmermann，2013b，p.231）。

联邦难民和酷刑受害者心理社会（服务）中心工作组（Bundesweite Arbeitsgemeinschaft der psychosozialen Zentren für Flüchtlinge und Folteropfer，BAfF）已经为针对难民和组织暴力受害者的咨询及治疗制定了指导方针。其强调，在面对那些作为酷刑、有组织暴力和人权侵犯的幸存者而逃到我们这里来、暂时或者将长期在我们这里生活的人们时，我们所负有的人道主义责任。在社会教育学中，照管的标准，在过去和现在，都是在考虑到受创伤儿童和青少年的需求的前提下制定出来的。在此，无人陪伴的未成年难民是一个特殊的挑战，同时也伴随着同样巨大的责任。一些作者根据最新的创伤知识，为青年救助机构设计了专门以他们为目标群体的工作方案（Koch，2017；Kühn & Bialek，

2017）。

在两个层面上采取行动是必不可少的，即在教育层面和政治层面，以便那些来自于其他国家的未成年暴力幸存者可以在我们这里得到与我们国家的孩子和青少年一样的保护。自 2018 年 8 月就存在的到达、决定和返回中心（Anker-Zentren）并不适合他们（另请参阅 24 个协会给城市和地方政府以及联邦内政和家庭部的公开信，2018 年 5 月）。根据《联合国儿童权利公约》，无人陪伴入境的儿童和青少年，有权利获得符合儿童福利的安置、抚育和照管。他们的需求必须被接纳，而所有的压力、痛苦经历和恐惧应该被承接，也包括获得能够进入正式和非正式教育的机会，来发展他们的潜力并在社会中找到自己的位置。他们还应该得到机会，来认识和认可接收他们的国家的文化价值和标准。这需要时间和支持帮助他们的人。这样，因为难民而带来的居民人口增长才可能令我们所有人受益。

结　论

➤ 在与难民／移民的咨询中，通常以资源为导向比"处理"所遭受的创伤更有帮助。

➤ 在教育咨询中，介绍在东道国的一些实用帮助和社会规范可以成为谈话的附加主题。

➤ 对他们祖国的文化特色抱有好奇心的态度，增强他们自身的身份认同，并为合作与融入奠定良好的基础。

儿童作为父母间暴力的目击者

从统计学来看，西欧女性中，被现任或前任伴侣殴打、威胁或跟踪骚扰的女性有最大的被杀害风险。2016年联邦德国有149名女性因丈夫、男友或前伴侣致死。还有更多人遭受了意图杀害的攻击，但能够逃脱或自保，或者快速得到了医疗救助（联邦刑事犯罪局，Bundeskriminalamt，2016）。亲密关系中出现的凶杀案件，几乎没有单纯是出于情境性恶化升级的暴力，而是扮演一种原则上可识别的、发展性动力变化最后的终点（Hoffman & Glaz-Ocik，2012）。即使不是所有形式的家庭暴力都以谋杀或企图谋杀为结局，但这些数字仍然只是冰山一角。隐藏的犯罪数目很高。

家庭暴力的大规模存在，清楚表明了在伴侣、前伴侣及父亲面前，女性和儿童是缺乏保护的。联邦家庭、老年人、妇女和青年部的一项研究（2008）显示，在所有与夫妻二人共同的孩子脱离关系的妇女中，有10%的被访妇女报告了与暴力威胁、身体暴力、绑架以及威胁或企图谋杀该女性或她们的孩有关的问题。由此可以假设，这种父母关系中，有不低的比例在他们分开之前就已经充满暴力。

伴侣暴力的模式

玛丽安娜·沃尔特斯（Marianne Walters）等人（Marianne Walters et al.，1991）描述了男人和女人之间的一种暴力螺旋——苦于严重依恋障碍的人们之间的一种事态循环升级的模式。在第一阶段，男人和女人之间的紧张状态逐步建立，这可能已经会导致小的暴力爆发。在"虐待阶段"，出现肇事者（大多为男性）带来的正式伤害，而受害者（大多为女性）会逃离或在解离状态下忍受暴力。在随后的"羞耻和内疚阶段"，男人表现出"充满爱意的悔过"而女性相信了他。当她感到自己被如此强烈地献着殷勤并自我陶醉式地接受着奉承，她就踏入了一个陷阱，以至于她会压抑被虐待的事实或者认为这是琐碎小事，此外，她也相信了他会改变的承诺。没有人像他一样爱她。在这个"蜜月期"之后跟随着一个"日常阶段"，在其间很快就再次建立起紧张关系。在这种伴侣动力中，佩奇尔（Peichl）注意到了，在双方童年早期压倒性的暴力经历作为背景下，他发展出了"无力的愤怒"，而她发展出了"愤怒的无力"。这就是溺水者的挣扎自救和对命运的屈从。往往在先重复了多次这样的循环之后，双方会分开。

在分开之后，又会产生一个危险，即：有意施暴的男人，（仍）会以投入暴力的方式作为对失去权力和威望的反制。因为现在这个女人不再无助，并且可以通过有限制地接触孩子，通过与财产、房子和汽车有关的经济上的要求或操作，将她们之前的虚弱无力转换为拥有力量和权力的地位。当伴侣中的一方，大多为男性，使用身体暴力时，那种在许多情况下伴侣双方对称的、相互助长的共同发展就会表现为互补的形式。在这里，界限会被逾越、各种手段会被采用。此时受害者必须被保护起来以不受这些侵害。在家庭暴力的案例中，专业人员之间已经达成广泛共识，与诸如"受虐狂（masochism）"（有些人希望被打因此故意激惹别人）和"对称性合谋（symmetric collusion）"（双方用不同方式与对方搏斗，给双方都带来伤害）这样的概念保持距离，并将肇事者，大多为男性，视为应为暴力行为负责。这种观点引导了危机干预、社会和法律监督的形式，以及分开之后为受害者提供的"有陪伴的探视"。

教育咨询，如同其他任何一种专业，其工作任务是权衡：与充满暴力的父母住在一起对孩子来说是否可行，也就是说，是否有利于孩子的福祉；以及，家庭状况是否能够通过对父母的专业干预而有所改善；或者，原生家庭对于孩子成长最根本的积极意义，在与一个充满暴力的男人共同生活的情形下，是否不能被满足。在第一种情况中，教育咨询师可以担任调解各方冲突的角色；在第二种情况中，主要涉及留在原生家庭对儿童福利所造成的危害，这可能导致孩子被安置在其他地方，或者在父母分开后还需要限制或排除父亲的探视权。当有针对孩子的直接暴力行为存在时，比如性暴力或威胁绑架以及紧急的犯罪嫌疑，那么这些限制就几乎一定会发生。这里还需要明确指出的是，针对母亲的暴力或暴力威胁，也会构成对孩子福利的危害，这一点也需要被评估，正如同针对孩子自身的暴力一样。此外还应该被探讨的是，在男女伴侣关系中的暴力升级之后，如何为所有被牵涉其中的人进行专业干预。

孩子的创伤性经验

暴力研究者苏珊娜·海宁（Susanne Heynen）说：

"当父亲骂母亲是个妓女、婊子，朝她大吼大叫，朝她扔东西，打她，强奸她，威胁如果要离婚就杀了她，用武器威胁她或者真的要杀她的时候，孩子通常都在场。除此以外，孩子也见到了母亲是如何服从于父亲、尝试安抚父亲并迎合父亲的要求。他们看到母亲是绝望的，好几个小时的哭泣，一直躺在床上，自己不敢出门，或者对孩子大吼大叫。女孩和男孩们知道妈妈青紫的瘀伤，同时听到妈妈是如何对医生说的——她是摔下了楼梯。"（Heynen，2010，p. 6）

孩子——越小就越强烈地——将针对照顾他们的家长的身体威胁，大多为针对母亲的，也体验为是针对他们自己的威胁。因为他们作为儿童是如此依赖那些抚育、照管他们的人，当这些成年人受到威胁，对孩子来说，这比他们自己身体的完好无损受到威胁还要糟糕。关于儿童创伤后应激障碍发生率的元分析显示，自身受到性暴力或者虐待的儿童有80%到90%会发展出创伤后应激障碍；然而目睹过针对一方父母的暴力事件（打、企图谋杀等）、成为暴力见证人的儿童，将近100%都会发展出创伤后应激障碍，且与年龄没有关系（Hamblen & Barnett，2009）。伴侣间的暴力虽然经常会导致双方分开，但是暴力并不会因此而停止。在以前遭受过暴力的女性中，约有40%会在分开期间再次遭受侵犯。这些女性在分居或离婚过程中需要特殊的保护。女性和儿童遭遇特殊危险的警告信号是：经常向警方寻求保护、逃到妇女庇护所、冻结地址和电话号码、接近禁令（Kindler，2010；Salgo，2003；Balloff，2011）。

身处在这样的情境中，孩子身上会发生什么呢？首先，就像成年人一样，孩子也有三种古老的应激反应：逃、战和僵。孩子的年龄越小，就越不可能使用前两种反应。他太过惊恐、太过虚弱、无法逃脱，他还没有发展出足够的力量和技能来与威胁进行抗争。因此，僵化就成了最佳的幸存反应，关闭向内的感受和几乎所有向外的感知。这种幸存机制越经常地不得不被使用，大脑内的神经反应模式就会越巩固地形成，与其他较少被用到的神经反应模式相比，它就成了真正的"信息高速通路"。之后即使在不那么有威胁的情境中，它都会被唤醒（Hüther，2005）。金德勒（Kindler，2005，2006）认为，那些在现场亲身经历过父亲对母亲使用暴力的儿童，会在情绪、认知和社会发展方面发展出多种障碍。一般来说，（这种情况下）儿童受到伤害的严重程度，平均与和一个或两个酗酒成瘾的家长生活在一起所带来的伤害相同。因此，儿童不仅是家内暴力的见证者，也始终是受害者（见：Heynen，2001）。

认 同

还有第二种心理过程，对于见证了父母间家庭内部暴力的孩子来说，也是很典型的。他们一方面经历害怕、恐慌、痛苦和厌恶，另一方面也经历愤怒和钦佩。这要怎么理解？通过大脑中被称为"镜像神经元"的神经细胞，当人们在观察（别人做）一种行为的时候，与人们自己在做这种行为时在大脑中所激活的神经元活动模式是相同的，就好像自己做了同样的行为。在有积极的榜样时，个体就会以这种方式发展出共情能力和社会理解力。但在父亲对母亲的反复暴力下，儿童会发展出对受害者和对加害者的认同。根据卡尔·海因茨·布里施（Karl Heinz Brisch）的观点，成为家庭内部暴力见证者的儿童，会发展出对母亲及对父亲的"病理性依恋（pathological attachment）"。出于对加害者的依恋关系，会通过"模仿（imitation）"建立与肇事者的认同；出于对受害者的依恋关系，会通过"家长化（parentification）"（这里指：自己照顾母亲）变得不堪重负、抑郁和倦怠耗竭（Brisch，2008，2010）。这些孩子基本上比那些虽然被一方父母打、但能从另一方父母那里得到保护和支持的孩子更糟糕。其后果是个体的情绪和认知缺陷、社会孤立以及不良的学业成绩。

经常可以看到，家内暴力的儿童见证者是高度敏感的，在威胁性压力下会以情感僵化作为反应。当他们感到自己低人一等时，他们比其他孩子更快地落入恭顺的受害者立场；而当他们感到自己被攻击时，他们更易于表现出有攻击性的行为方式。当问到他们的愿望时，他们会想和妈妈在一起（他们觉得需要对妈妈负责任），以及想和爸爸亲近（他们认同于爸爸对无理要求的暴力执行）。

在很多女性遭受暴力的案件中，常伴随着孩子也被虐待。即使孩子没有直接遭受暴力，通过现场经历对母亲的虐待过程、看到其后果并将父亲体验为肇事者，他们也同样遭受了精神上的伤害。因此，从保护儿童的意义上，阻止成人间的暴力也应该是（干预的）第一步。

结束暴力螺旋

暴力是一个"非此即彼"的解决方法，是将复杂的关系现实简化为非常简单、大部分情况下不公正并且不太有帮助的解决方式。暴力使人从一种难以忍受的紧张感和矛盾情绪中解脱。但它同样也为事态的进一步扩大升级做了贡献。暴力经历常常是当事人自己童年时期的背景，也包括想要得到认可的希望落空，或者被社会孤立的经历。最终，过度的自尊心可能导致当事人实施暴力（Trost & Buscher，1995）。很多谋杀和袭击案件的发生，都是肇事者过度的自尊心因为被贬低、辱骂或羞辱而受到打击的结果（Baumsister，2001）。

对暴力行为明确的谴责和对受害者的保护，应该是每项干预的焦点所在。在许多相关职业中，处理伴侣间暴力似乎最占优势的范式是：伴侣分开、救助女性和儿童并制裁和治疗肇事者。在教育咨询中，我们当然也会遇到那些希望终止暴力并继续伴侣关系的父母们。因此，在面对伴侣间暴力时的第一个问题必须是：他们在此想要得到的帮助，是合理且妥当地分开，还是想要继续在一起？有没有在没有暴力发生的情况下，成功地应对过意见分歧？在非暴式的问题解决方案中，他们个人的责任是什么？是否因为酒精或毒品或通过其他什么而改变的精神或身体的状态，在平和或者暴力的发展上起了作用？

在大多数情况下，在共同进行初始谈话后，分开进行谈话或者交替进行共同及个体谈话，是适当的。以这种方式，伴侣双方都能够没有恐惧地说话和仔细地思考，他或她是否愿意为不断升级的暴力承担个人的责任。女性是否想要学习如何照顾自己的安全？她在家里安全吗？她能和自己的孩子去哪里？假如他又发疯，她如何与他保持距离？她准备好了吗，在房间里放一个打包好的背包，来表示自己已经准备好要走了？不用暴力解决冲突的好处在哪里？男方是否愿意学习控制自己的冲动？他是否承认他一个人为他的行为负有全部的责任？当他感觉自己被刺激，又想要施行暴力时，他需要什么能让自己平静下来？他能够去哪里，以便让自己拉开一点距离并使自己平静下来？

　　在有暴力行为的男性中，能够为自己的行为承担责任的男性，有很好的机会可以发生改变。而那些总是逃避到借口中，想要淡化自己侵犯行为的伤害性，并将对此的责任推卸给女方或他所处的环境的男性，必须作为潜在的暴力肇事者继续被观察。荷兰的伴侣治疗师马克斯·范特罗梅尔（Max van Trommel）用下面这句话来与肇事者对质："并不是所有的人都用暴力的方式来解决这样的问题。"他认为，每个成年人都要为自己的越界行为负责，无论是肇事者、成年受害者还是咨询师。范特罗梅尔会以"停止暴力谈话"来开始自己的咨询。如果他们成功了，接下来就开始进行治疗——对母亲和父亲每个人的过去进行处理，并强化父母的关系轴心。但如果暴力行为继续存在，他就会停止自己"能够帮助他们"的幻想："如果暴力行为不停止，我就无法与他们进行工作。"（van Trommel，1997）。

　　伊芙·利普奇克（Eve Lipchik）认为这是绝对必要的，即在伴侣谈话中，如果不是夫妻双方都有改变的动机，就绝对不要进行工作。另外，对她来说，女性的决心是最重要的，与此同时她还应该确定，这对伴侣都愿意为了彼此而努力，而不只是把对方视为用来自我确认的客体。根据她的经验，自愿来进行治疗的伴侣，成功比例可能达到85%；由法院送来的伴侣约65%。如果是由缓刑考察官在判决之后来与咨询机构进行的联系，其成功概率则非常低（Lipchik，1991）。

外部安全目标

有家庭内部暴力的家庭，只能一起付出巨大的努力来进行治疗。但常常，想要促成受害者和肇事者之间的情感信任、情感联结和情感上的相互支持，就是不再可能了，即使这对伴侣两个人一起来进行咨询。那么就是一方的暴行在另一方身上留下了非常深刻的印记，以至于每次双方见面都会引发受害者陷入熟悉的创伤反应：逃跑、战斗、僵化或者压抑/解离。分手调解也被证明是不成功的。如果男方是肇事者，那么对女性的帮助和支持就是最好的儿童保护策略。当母亲获得了帮助和支持时，这也就为孩子得到具体的帮助铺平了一条路。

如果确定了只有通过分开才能保障母亲和孩子的安全，那么建立可靠的联络就是最重要的手段。让女性参与所有的思考和决策过程，是非常重要的。最有益的情况是，女性不应该在她的家中接受探访，而应该鼓励她离开住所。咨询师既不应该解决问题，也不应该过度地只让她报告暴力经历。"讲述经历"在大多数情况下并不会带来疗愈，反而会让她陷入无法控制的情绪泛滥。创伤暴露或创伤整合，即探讨创伤经历，只应该在受到保护的心理治疗的框架下进行。

首先是要实现外部安全。所有可以提供的帮助可能性都应该被详细地讨论，但是只要根据§8a SGB Ⅷ的危险评估，没有指明需要考虑将孩子带离家庭另作安置，那么，个人对自己和孩子的责任，就始终在来访者自己那里。作为母亲的咨询师，我们的角色并不是救援队，而是类似像一位教练一样在工作。我们增加当事人对信息的了解程度，使她们可以更好地做出选择，什么时候要做什么。假如我们的知识和能力并不足够，我们要积极地将其他专家纳入进来：专业咨询机构的同事、法律顾问，以及在极端情况下，当发生现时紧急的暴力情况时，需要警察来执行《暴力保护法》和接近禁令。大多数情况下，《暴力保护法》中警察和法律所能做的，只有在相应的咨询支持已经存在的前提下，才会被暴力受害者想到和接受。在这里适用这条规则，即：决定和控制权必须在女性这里。

从外部安全到内部安全

当外部安全——无论是通过终止暴力或是分开——已经实现，就可以在咨询中把干预的焦点放在内部安全上。那些一再经历父母间暴力的孩子，与其他孩子相比，较少地发展出对自己的以及对依恋对象的完好无损的信任。当来自过去的威胁性情景通过极小的记忆碎片重又变得生动鲜活时，他们会陷入恐慌或僵化。记忆中的创伤性经历被唤醒，激活了由创伤决定的情绪和身体的反应，并导致无法控制的情感泛滥——无力感和恐惧，或愤怒和攻击性。即使暴力已经终止，曾经的创伤情景也能够一再地通过画面（比如，父亲愤怒的眼睛）、气味（比如，同样的须后水）、声音（比如，母亲恐惧胆怯的声音）或相似的诱发刺激（触发信号）在记忆中被唤醒。

这些关键刺激中只要有一个出现，就足以让整个情境被作为当下的现实情景重新经历（闪回）。神经生理学家杰拉德·许特（Gerald Hüther）将其称为大脑中的"电梯竖井"，在其中，"感知电梯"在这些关键刺激的作用下不受制动地冲入脑干区域，并且触发身体反应，比如，起鸡皮疙瘩或心跳加速（兴奋过度），或者皮肤苍白和脉搏变慢（兴奋不足），而大脑的高级区域不能对这些反应进行分类整理（Hüther et al.，2010）。

在这种情况下，父母或其他依恋对象需要获得信息，帮助他们了解如何能够为孩子构建尽可能可以预测且没有恐惧的日常生活。受创伤的孩子需要高度的规律性和例行程序，以重新建立对世界的可预测性的信心。他们需要体验，那些已经说好的事情会如期而至，而不是会突然地发生其他可怕的事情。他们需要在新的情境中得到他们问题的答案，让未知不必带来更多的恐惧。对电子媒介的使用应该受到限制，因为与忙乱和无法控制的活动相比，受创伤的儿童需要他们自己能够施加影响的体验。当然，孩子也需要父母的支持来应对所发生的事情。这不仅关乎暴力的终结或父母的分开，还关乎在这些发生之前的那些时间（里孩子所要面对的一切）。

对孩子的责任

在咨询谈话中父母可以获得支持和帮助，在面对孩子时对所发生的事情承担责任。比如，爸爸作为肇事者准备好去谈论那些可怕的事情并表达自己的后悔。反过来，能够说出自己的认识，即自己对母亲（有可能也直接对孩子）的暴力行为是错的、不能当作没有发生过，这也属于后悔（的表现）。他可以被鼓励，去向母亲和孩子寻求原谅。通过曾经充满暴力的父亲现在为自己所做的事情承担责任，对于孩子来说，这是在认识层面上对于过去所发生的事件做出了评价性的澄清。孩子不必自己搞清楚，父母哪一方是对的，而是明确地感受到，谁为所经历的暴力承担负责，以及，暴力并不是解决冲突的恰当方案。

盖萨·席尔马赫尔（Gesa Schirrmacher）总结了哪些与有暴力行为的父亲有关的问题需要被澄清：

- 他是否愿意并且能够不再使用暴力并避免暴力威胁？
- 他是否已经意识到自己准备使用暴力以及自己的暴力行为是不正当的？
- 他是否在面对孩子时也为自己的行为承担责任，并由此促进他对所经历事件的现实感知？

■ 他是否停止在孩子面前诋毁母亲，并避免强化孩子对于忠诚于父母哪一方的内心冲突？

（Schirrmacher，2006）

毫无疑问，很多父亲都并不是那么容易就有能力以上述方式在孩子面前行事。因此，如果他们不参加"抗攻击性训练"的话，他们就应该像妈妈和孩子一样去接受咨询。

妈妈也可以在咨询中学习，在孩子面前采取一种可以帮助孩子获得安全感的立场。她可以告诉孩子，对于让孩子经历了父母间的暴力，她感到有多抱歉，以及，她将在未来尽一切可能，防止这样的事情再次发生。如果父母还继续在一起，她可以向孩子解释，他们会采取哪些预防措施。她也可以向孩子承诺，未来如果她再次陷入危险，会立刻离开父亲。当然，只有当父亲和母亲的保证是相互协调一致的、真实可信的，以及他们的承诺没有常常被证明为是"开空头支票"时，这种解释才能够向孩子传递安全感。

当父母在与孩子的对话中需要帮助时，通常，如果咨询师在孩子面前能够肯定父母正面积极的部分，父母就会更容易说出自己的责任。这对孩子也有帮助。他们对自己的父母是如此认同，以至于他们很容易就觉得，因为自己是出身于不好的父母，所以自己也是不好的。尊重和澄清责任之间的平衡，可以用下面几句话来实现：

"你知道吗，当你出生的时候，你的父母，也就是你的爸爸和妈妈，很为此感到自豪，他们生了一个如此健康和漂亮的孩子。之后他们之间经常争吵，尽管他们也很努力地尝试，想要做你的好父母。你爸爸经常会做一些他自己也完全不想做的举动。他在争吵中一下子不知道自己应该再说什么了，于是就开始打你的妈妈。他知道，他一个人应该为此负责。"

创伤整合

在从创伤经历中恢复的第二阶段，主要是对与创伤相关的内容进行"脱毒"，这是说，那些回忆触发器应该失去它们一再将孩子置于糟糕过去的力量。根据经验，为此必不可少的是，将那些引发恐惧的经验，在安全的氛围中整合进孩子的经历中。创伤治疗在此提供了被称为"创伤暴露"的程序，这种方法在教育咨询中可以相对容易地应用（Lovett，1999；Weinberg，2005；Korittko & Pleyer，2010）。最适合的是"讲述创伤故事"，它可以借助图画或者以玩偶扮演的方式进行。在这个讲给儿童的故事中，应该包含这个可怕事件的所有元素，当然，孩子获得（应对事件的）能力以及一个积极的结局，也应该是非常重要的组成部分。通过使用动物形象或者一个其他的名字而获得的陌生感，能够让孩子很容易与这些可怕的事情保持距离。对于经历过父母间暴力并在此期间单独与母亲生活的青少年，故事可以这么讲：

> "以前有个小男孩，他的名字叫保罗（Paul）。他和你一样，有一头漂亮的黑发。保罗的父母尝试想为他做一对好父母，但之后他们却经常争吵。当保罗的爸爸喝了烈酒后，他会变得很快就开始生妈妈的气。然后妈妈就会很快跑去保罗的房间，因为她很害怕。保罗也很害怕，因为他知道，很快就会又大打出手。即使保罗在场，爸爸也会打妈妈。甚至发生过爸爸把妈妈打得很重，打到她都流血了。有一次他甚至把一把刀扔向了母亲。
>
> 保罗经常尝试去阻止他爸爸并且大喊'停止'。但他爸爸就好像听不到一样。然后保罗发现，当他的恐惧变得非常巨大的时候，他可以让自己不被看见和没有感觉。突然之间，他就什么都看不到了，什么都听不到，也感觉不到自己的恐惧了。那种状态很好。过后，当爸爸甩门离开又去酒馆时，妈妈哭着躲在厨房里，保罗好像

突然又醒了过来。他非常同情妈妈而对爸爸非常生气。而几天后当他和爸爸一起踢球或者被允许去拳击学校看爸爸打拳击的时候，他又觉得爸爸是如此高大和强壮。

妈妈和爸爸分开了。爸爸住在另一个地方，有时候他想接保罗去拳击学校。但这个时候他又开始和妈妈吵架，于是保罗很快就又让自己变得没有感觉。之后，为了谨慎起见，只要他看到爸爸，他就会马上让自己变得没有感觉。这样，他当然就也不会再感到可怕的恐惧，这样挺好的。当他在学校和老师有冲突的时候，他也让自己变麻木。但是当他和同学有争执的时候，他就会像他爸爸一样打别人。最终，别人也都有了这种糟糕的恐惧。"

这个故事也可以通过动物形象"演"出来。孩子可以为家庭中每个成员选一个代表的动物，并在结尾处发展出一个也许比较"理想的结局"。同样可以用绘画的方式为故事画出插画，这也有助于与经历保持距离。所有的形式都是在引导孩子对所经历的事情进行有控制的分类整理，并由此整合进孩子自己的故事。如果一个孩子不是只能回忆起可怕事件的碎片，而是能够理解和"领悟"这个具有一个开始、一个结局和一个威胁性顶点的完整故事，而这个故事能够安置这些碎片，同时为自己的想法和行为方式带来一个可以理解的解释（在此是指：解离作为自我保护、对母亲的认同和对父亲的认同），那么，这些所经历的事情就能够作为过去生活的一部分，被打包放在记忆中了。但是，如果这些会产生恐惧的、过去的人生部分，通过持续不断的重复，保留下来变成日常生活的组成部分，那么，孩子身上的症状——作为对威胁和恐惧的应答——就不会改变。因此，必须一再地做出决定，在父母分开的情况下，与父亲的接触以及与之同时进行的治疗性干预，是否要在孩子用来平复情绪的一段时间内暂时中断。

分开之后：儿童与肇事者的接触

在父母分开后对个案进行干预时，不是只有确保母亲与孩子的身体和情绪安全是必不可少的，比如通过有陪伴的接触来实现；此外更具有决定性意义的是，父亲是否会改变自己的行为并为自己的暴力承担责任。这包括，像前面已经提到的，他准备好谈论自己的所作所为，承认自己为此负有责任，并为此抱歉和后悔。如果这些心理安全所必需的条件被忽略，儿童可能会对自己的情绪状态感到困惑。

在一个针对因极度冲突而分开的父母的孩子的研究中，那些年龄在12—20个月之间与父亲有过接触，包括在父亲那里过夜的孩子，几乎都没有发展出安全的依恋模式。如果父母之间的冲突在分开之后还一直持续并且他们之间几乎没有交流，这些孩子则主要会发展出混乱型依恋模式（Solomon & George，2011）。

但法院所判决的处理方法，在这样的情况中其实是服务于：对可怕事实的否认、为有暴力行为的父母一方恢复名誉以及否认孩子的情绪状态。首先孩子会被暗示，危险的情况已经过去了，虽然他还是能感觉到妈妈害怕与父亲见面。这样，即使是有对肇事者的接近限制令，也变成了他作为那个"对自己的孩子什么都没有做过的"父亲，依旧会被给予接触来往的权利。以这样的方式，这位有暴力行为的父亲被从他的过去宣告无罪。但假如他袭击并殴打了一个陌生人，可以预期他可能会被判入狱并且没有办法再与自己的孩子联系。同时孩子的感受也被忽略，这是一种高度爆炸性的感受混合体，包括对被打母亲的忠诚，对强大父亲的钦佩，以及来自于不同环境的——母亲所处环境、父亲所处环境以及自己所处社会环境（比如学校等）——对孩子相互矛盾的期待给他带来的混乱和困惑。

在诉讼程序中，父母在压力下所达成的表面上的一致，大多会给孩子带来伤害，因为这种共识是不可持续的，旧的或新的冲突会再度爆发。行使暴力的一方父母通常会掩饰孩子的卷入和对孩子的伤害，或对此轻描淡写；而另一方父母则出于恐惧、恐吓或威胁，在法庭上或在咨询中并不会说出暴力的完整规模以及孩子在何种程度上被牵涉进来。根据联邦家庭、老年人、妇女和青年部的工作援助（Arbeitshilfe des Bundesministeriums für Familie，Senioren，Frauen und Jugend）所规定，应以调解／仲裁或和解导向的咨询为形式，以谋求相互谅解和达成一致。但在家庭暴力的案件中这是有问题的，因为它不可能在平等的基础上发生（2011）。

那些与有暴力行为的父亲有联系且被安排做教育咨询的孩子，在与父亲接触后，或者表现出强烈的攻击行为，或者反过来向内自我封闭，如同情感僵化。不少孩子表现出心身性的头痛或胃痛。这些症状在接触后常常还会持续数天。此外，孩子会陷入与平常不同的行为状态。他们会陷入"肇事者状态"，即他们的言行举止表现得像肇事者；或者陷入"受害者状态"，即他们表现得像受害者。如果出于专业的评估，中断与父亲之间的接触似乎更为妥当，但是孩子自己却有其他的愿望，教育咨询的工作就会特别有难度。

于是母亲、咨询师或陪同者有可能会遇到这样的孩子，他们跳进曾经有暴力行为的父亲的怀里，并显然为正在发生的与父亲的接触表现出毫无保留的开心。在与青少年福利机构中执行陪同工作的同事接触时，一再会从他们那里听到这种对特定的、在第一印象中会令人感到困惑的个案现象的描述。主动寻求接触的父母方，常被证明是对孩子或者更经常的是对母亲有严重攻击性暴力行为的一方。但即使是这样，如果看到那些完全不幸福的孩子，他们发着光地向着这一方父母快速迎上去，坐在他的腿上，或者抱挂在他的脖子上，并明确地把因为能和他在一起而感到的喜悦表达出来时，还是会令人觉得非常亲切。孩子们这么容易忘记吗？这是一份需要被维护的、无忧无虑的宝贵的亲子关系吗？

本能假象

我们从孩子身上期待的、在接触时在言语和身体语言层面应该表现出来的、与有暴力行为的父母一方划清界限的信号，并没有显示出来。因此他们不再被视为暴力的受害者，而是作为父母间玫瑰战争（家内暴力）的受害者。与此相应地，孩子与这方父母的接触形式会被重新安排，见面或早或晚会变成无人陪伴，过夜或假期见面会在时间上足够地被延长。而与孩子生活在一起的另一方父母，有一些会因为反对见面规则的调整而进行起诉，而他们当中不少人会有面临家庭法院方面撤回抚养权甚至剥夺子女的危险。

多罗西娅·温伯格（Dorothea Weinberg）为广为人知的创伤反应中又增加了一项，即：本能假象（instinctive illusion）反应（Weinberg & Korittko，2013）。在那些受到创伤的儿童中，如果他们最终感到必须完全依靠自己且不能期待任何帮助，他们就会在深刻地体验到孤独和被抛弃时使用"假象"这种保护反应。不幸的是，与此相伴，伤害性的情境还会持续下去。

"本能假象"在儿童身上会表现在：当他们身处一种合作性的和"幸福的"受害者的角色中时；或者当儿童比如身处一种"受过完美教育的"、超级听话的、过分顺应性的角色中时。这绝不是表演、欺骗或者有意识的操控，其背后既没有意图也没有有意识的感知和控制。它是用来帮助孩子在他们所依赖的那个最强大、最重要同时也是最危险的人心中去构建并保持一席之位。由本能所控制的对加害者的抚慰，也会导致一种创伤性的依恋关系。依恋专家卡尔·海因茨·布里施对此甚至提出了"病理性依恋"（1999，2008）的概念，在这种依恋关系中，个体为了肉体的以及社会归属性的存在，而放弃了其他重要的基本需求：比如身体的完好无损、没有痛苦和边界完整，以及协调一致的情感表达和情感的协调一致本身。因为这种本能的假象几乎也都是自我假象。这种行为并不是一种真实的好感或爱的表达，而是出于恐惧而产生的一种（对加害者的）安抚。这可能在被绑架或劫持的受害者身上［即所称的"斯德哥尔摩综合征（Stockholm Syndrome）"］发生，或者在伴侣关系和亲子间的暴力受害者身上发生。

该怎么办？

作为对一般性考量的补充，还必须在每个具体个案中对由于来往接触而可能产生的儿童福利风险进行检验和评估。一个主要标准是孩子在接触前后的行为，而不是在接触过程中的行为。在接触后所表现出来的战或逃行为，伴随着高度的身体兴奋或特别强烈的解离行为（兴奋不足伴随着明显降低的响应性），给出在接触中产生过巨大压力的清楚暗示。这不是孩子因为从一个家长那里换到另一个家长那里而产生的可预期的困难。而重点是在于，是否孩子在接触（家长）后的很长一段时间都会表现出特别有攻击性的或解离性的行为。最好不要只评估固定陪伴在孩子身边的依恋对象（一般来说是母亲）的陈述，而是也要询问学校或者幼儿园的老师。

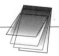

记　住

孩子所表现出来的压力信号也可能表明，他们能够接受的接触方式所需达到的标准，并没有被遵守。它们是：

➤ 可靠性和规律性

➤ 信守承诺

➤ 细心和友善地关照孩子

> ➢ 适合儿童的活动
>
> ➢ 言行上做好的榜样
>
> ➢ 没有违背孩子意愿的身体接触
>
> ➢ 不影响孩子使其去对抗另一方父母
>
> ➢ 在与孩子接触前以及接触过程中不碰酒精或毒品

关系和依恋的前提不是生物学上的父母，而是通过体贴敏锐的互动经验发展出依恋关系。有时渴望与孩子来往的父母需要咨询，以便让他们知道该如何适当地组织自己与孩子的接触。

儿童所表达出来的愿望也应该被纳入进一步的考量。孩子希望再次见面吗？是为了他自己还是因为这能让某一方父母感觉更好？所表达出来的愿望与孩子的行为是否一致？在那之后孩子是否承受噩梦、焦虑和惊恐的状态或者身心症状（肚子痛或者头疼）的困扰？这些是因为曾经有暴力行为或忽视他的一方家长在场而被"触发"的后果吗？并且又经历了如同当时一样的恐惧和无助？这些情况会随着整体条件的改变而发生变化吗？如果有一个可信任的、安全的依恋对象始终在场，他们会有不一样的行为吗？如果接触的时间缩短，孩子感受到的压力是否会减少？

与父母双方有规律地接触，能够强化孩子的自我价值感，并且有助于他们找到自己的身份认同。建立联系要以孩子的年龄、心理发展状况以及对孩子的心灵有益为导向。但如果创伤性体验一再通过这种见面在记忆中被唤起，并导致难以控制的、充满无力和恐惧的情感泛滥，那么这种接触的益处就很少。

接触中止

暴力相关问题及家庭法院专家海因茨·金德勒（Heinz Kindler）认为，对于那些以自我为中心和情绪不稳定的父亲，如果他们无法以适合儿童的方式组织与孩子的见面、无法认识到暴力行为给儿童带来的压力并无法为此承担责任，那么与孩子的接触就应该被排除（Kindler，2010）。

位于科隆的州高等法院做出了一项裁决，针对曾经在有孩子现场经历的情况下对母亲施行过严重形式的家庭暴力的父亲，应该如何设置他们与孩子的接触。这项决议以如下的指导原则被公布（家庭法期刊，2011）：

（1）在发生严重家庭暴力同时有现场经历该暴力而由此受到严重创伤的儿童的情况下，根据§§1666，1666a BGB*，鉴于儿童福利受到损害，有充足理由将探视权限制在书信来往以及可能的照片信息上。

（2）对于与孩子父亲见面带给受创伤儿童的心理危害，如果法庭以其他方式从专业上确信儿童福利受到损害，则不需要单独的专家鉴定。

在联邦家庭、老年人、妇女和青年部的工作援助指导中，作者强调在任何情况下都无条件地以儿童福利为导向。"在家庭暴力案件中应该慎重检验探视权的排除"（p.20）。在暴力威胁、身体暴力、绑架、威胁或试图谋杀，但也包括违反儿童意愿的接触发生时，应纳入考虑。

---

* 　§§1666，1666a BGB：德国《民法典》§1666 儿童福利受威胁的法律措施；§1666a 适当性原则，公共援助优先级。——译者注

德国联邦宪法法院已经澄清，在父亲探视孩子期间母亲受到危害，等同于儿童福利受到危害，可以阻止探视的进行。

很显然，不同的行政机构都采取了这一立场，即：评估父亲对孩子的探视权，不再与他们在分手前和分手后对待孩子母亲的品行举止无关。这是向着不再不惜任何代价地允许探视的方向迈出的步伐。对每一个案件的裁决依据，由此可通过这一条重要准则得到补充。

连贯一致性

众所周知，很多在极艰难条件下成长起来的孩子发展出了足够的抵抗力，令他们即使在这样的条件下也能走上一条好的人生道路。并不是所有在家庭中经历过暴力的孩子都将要毕生与严重的创伤后障碍进行斗争。如果孩子能够得到帮助，他们就有可能发展出阿伦·安东诺夫斯基（Aaron Antonovsky）称为"连贯一致性（或译：统合性，coherence）"的能力，它能够帮助孩子尽管受到创伤也仍然能够获得心理健康。所谓"连贯一致性（统合性）"，是指确信生活的大部分经历和事件都是可以理解的，自己的生活是能够掌握和控制的，以及自己的生活是非常有意义的（Antonovsky & Franke，1997），这种能力虽然可能因为现场经历过暴力而产生动摇，但通过本章所描述的干预措施可能会重新产生。

通过体贴敏锐的依恋对象的照顾，受到创伤的儿童体验到外部的安全和一种归属感。通过对他们所经历的暴力的解释和适当的评价，受创伤的儿童能够理解自己的经历和体验，并把它们归类为已经过去的事。通过没有恐惧的接触、来往，受创伤的儿童能够体验到情绪压力和情绪平和之间的平衡，并由此体验到某种形式的掌控感。当受创伤的儿童和他的感受在（大人们）做决定的时候被重视、被认真地考虑进去，通过这种方式，孩子体验到自己的重要性。

个体的心理健康不能与社会人际过程脱钩。只要社会生活条件为敌意、贬低以及使用暴力提供了培养基，治愈的过程就只发生在人们能够体验到足够的保护和安全、能够经历自身力量恢复的地方。教育咨询机构从传统上就为心灵提供了这样的保护空间并将继续这么做，因为它并不将消除单个症状视为自己的工作任务，而是想要以整体的方式，共同强化父母、儿童和青少年的能力，以坚决反对被排斥、蔑视、贬低、威胁、情感冷漠和身体暴力。

父母受虐待的家庭中的父母辅导

这一节的主题围绕那些对自己的父母进行殴打、身体伤害和侮辱的儿童和青少年。父母被自己的孩子——大部分是青少年——所虐待，还是一个比较少被关注的研究领域。"殴打父母（parent battering）"可能就如同其他形式的家内暴力一样经常发生，但却是一个被保护得很好的秘密。那些被殴打的父母的痛苦和那些正在成长中的孩子的痛苦——只能通过殴打他们的父母才能表达出来——常常隐藏在缄默的高墙之后，即使每个人都在承受痛苦。在心理创伤学中，我们不仅认识到受害者所承受的痛苦，而且还认识到通过自己的行为引发创伤的心理过程：人们无法再摆脱自己所造成的个人形象。这就是创伤动力学中的双重过程。

对家长施行虐待可以被描写为这样一个事件，在这个过程中青少年越来越完全有意地尝试，通过身体暴力（打）或者精神暴力（威胁、勒索、贬低）来给父母增添伤害，并由此获得自己的力量和控制。这是一种关系障碍的极端形式。

"人身伤害案件的隐藏数量是很高的。对此更为熟悉的是大部分心理治疗师，父母会告诉治疗师，他们的孩子威胁他们、伤害他们或者要杀了他们，并且他们很相信这样的威胁真的会发生而无法入睡。有些孩子向父母索要经济上的实物或行为，而他们明知道父母无法满足他们的这些要求。还有些孩子用最粗俗的脏话咒骂他们的父母，以表达自己对他们的恨，或者以一种带有讽刺性优越感的语调批评他们的父母。最后，有的孩子还会从父母那里偷走贵重物品、把它们卖掉或者威胁要毁掉这些有价值的物品。"（Rotthaus，2006，p.233）

有些暴力的青少年，他们自己从小就曾是身体暴力、性暴力、忽视或者情感滥用的受害者，他们把自己的愤怒发泄在父母身上。自己变成虐待者，使一些曾经失去的控制感可以重新赢回来。芭芭拉·科特雷尔（Barbara Cottrell，2002）认为母亲和继母是最多被虐待的，也因为她们（常常是）那个唯一可以接触得到的。贫穷是另一个附加的风险因素，带来不得不用很少的物质资源生存下去的压力。此外，父母过度忙碌、没有足够的时间留给家庭也可能导致问题。在有暴力的家庭环境中，青少年会表现出对顺从的母亲的鄙视，并模仿男性的暴力行为。

对父母实施暴力的背景

威廉·罗特豪斯（Wilhelm Rotthaus）看到了一种家庭的关系背景，在其中父母倾向于否认、掩盖或者原谅孩子的暴力行为。和睦家庭的幻觉应该被维持着。在这样的家庭中统治着一种颠倒的家庭等级结构。无论是母亲还是父亲，都在很长时间内没有认知到作为父母的责任，他们想做孩子最好的朋友，同时，孩子看到自己处于一个对他来说有过度要求的位置上，必须要做出在自己的年龄还无法做出的决定。这样来看，我们可以把暴力行为理解为持续压力负荷的表达。罗特豪斯还看到了社会变迁所带来的父母在教育上的不安全感和撤退在不断发展，同时又希望通过多样的服务行业让孩子变得幸福。那么当在生命的第二个十年开始投入教育时，孩子也不再接受那些有时伴随而来的约束和限制。作为另一个要素，角色颠倒——以前就被提出的"童年的消失"以及现在能够经常被感知到的"成人的婴儿化"——助长了家庭内部等级结构的瓦解（Rotthaus，出处同上）。

关于受虐待的父母实施的是独裁式教育方式的推测，不再是（一定）正确的。在研究中，有一些父母表现出极度的独裁，青少年于是开始在父母的打骂面前保护自己，并反抗他们。而如果父母奉行的是比较反强制型的教养方式，不把自己放在承担责任和提供保护的位置上，（也）会导致青少年暴力。第三类受虐待的父母是有智力障碍或者心理损伤的。儿童承担了对父母的照顾，同时发展出对他们的巨大反感。不管是出于什么原因，对专制教育的反抗、作为特别温和式教育的结果或父母有某些缺陷，所有成年人都发展出一种内化了的态度，卡尔·海因茨·普莱耶（Karl Heinz Pleyer）称之为"习得性无助（learned helplessness）"。在一种系统性的过程中，功能不足会促进功能亢进，而功能亢进会促进功能不足。不断增长的无助强化了暴力行为，而不断增长的暴力又强化了无助（Korittko & Pleyer，2010）。

格特鲁德·恩努拉特（Gertrud Ennulat）描述了遭受这种经历的父母体验羞耻和孤立的过程。"被打的父母面临着羞耻，因为他们不再符合一直以来作为好父母的形象。这些是很难消化的碎片。现在可以理解了，为什么这些家庭关上了舱壁。这是一种耻辱！那些成为儿子或女儿暴力攻击受害者的人，会庆幸于可以不被询问或不被看到地从公众场合回到自己的家。但这也改变了，这里不再是一个提供保护和感受舒适的地方"（Ennulat，2010）。而在那些牵涉其中的儿童和青少年看来，他们知道自己的父母非常的虚弱无力，和这样的父母在一起，家是一个遗失了安全和依靠的地方。这削弱了他们自己的稳定性，阻碍了他们感觉自己是好的。儿童和青少年消耗巨大的能量来弥补这种落差。在某个时刻到达一个顶点，他们都无法再忍受这种双方的无助感时，就会促成暴力发泄。

分开作为解决方案？

解决与暴力青少年之间的冲突的一个"简单"方法就是把这个青少年进行家庭外安置。但是这当然并不会改变在恐惧、愤怒、抑郁和自责间波动的父母的处境。他们觉得自己无望又无助，他们陷入最好应该如何管教自己的孩子的争吵中。然而大多数父母都不能忍受自己的孩子长期被安置在外。于是很快地又会把孩子接回来。而且孩子也想回来，并会为此做尽各种尝试。对于青少年的暴力行为，似乎单因素归因——把唯一的责任归在青少年身上——并不合适。个人的、家庭的和社会的因素相互交织。那些在媒体中广泛传播的生硬粗暴的沟通风格，也助长了让那些特别有攻击性的行为看起来是可以被接受的。

"攻击性和暴力侵入了我们生活的最后一个角落。因此，身体的、情绪的或者语言上的虐待，在此期间成为了某些家庭和社群认可和常用的一种交流形式。"（Cottrell，出处同上，p.220）。

有一些已经发展起来的观点认为，必须要给这种形式的关系障碍命名，并授权父母阻止这种虐待。在发生危险时报警的建议，有时会强化父母的无能感，或削弱父母的权威。此外，青少年的反应只可能会更激烈。作为自我保护的可能性，这种形式的求救，只有在极端威胁下才有必要使用。而如果家长想要以更清晰的界限和严厉的规矩来实现自己的领导角色，这当然只会使问题升级。

父母在场

另一种（应对）策略是遵循"父母的在场"（Omer & von Schlippe，2002；2004；Oleffs，2017）和"警醒的担心"（Omer，2015）两个模型。父母接受一个高强度的训练，帮助他们结束自己的沉默，并在支持系统内部公开。他们学习如何告诉年轻人，他们不会再像以前那样忍受孩子至今为止的行为方式，然而并不是打算要支配他们或者击败他们，而是想努力寻求更好的合作。父母需要一个好的陪伴、一个深呼吸和准备好从根本上改变自己的生活。一项干预技术以父母平和地"静坐"在孩子的房门口而为人所知。这种静坐也可以与父母的亲属或朋友一起进行。这项干预技术的成功，不仅在于保护父母不再受青少年进一步攻击，还在于保护青少年在家庭之外不受其自身不受控制的冲动和危险行为的影响。

> "研究结果反复地证明，在父母陪伴的帮助下，孩子较少遭遇到危险，能够更好地经受住诱惑，而可能的错误行为所带来的损害被减少到了最低程度。家长只需要坚持这样一个理念，即：孩子的生活是他们所关心的，要知道孩子生活中发生的事情，并将其视为自己的责任和义务。"（Omer，2015，p.12）

一个暴力地勒索自己母亲的青少年，当他放学回家时，感觉自己要面对自己的母亲和 25 个亲戚。每个家庭成员都很友善地但是一定会对他说，他的行为不再是可被接受的。母亲的一个兄弟搬来暂时与她同住。这两个行动，在长时间的来来往往之后，会带来这个年轻人的改变。叔叔成为了侄子长期的导师。

对于挑衅，可以以不同于以往的行为做出反应，比如，沉默（代替责骂）或其他非暴力形式的抵抗。起决定作用的不是力量，而是父母的"在场"。既不会让孩子感到受羞辱也不会让他感到被击败的解决方案，会被一起寻找。不可或缺的基本框架条件，是家长对孩子始终抱有尊重和爱的姿态。父母小小的主动接近，作为表达"和解"的姿态，可以建立起一种积极的互动氛围，但这不应该与孩子的良好行为联系在一起（详见 Omer & von Schlippe，2004）。

在一个家庭中，父母轮流坐在自己 13 岁女儿的卧室门前。他们想防止女儿偷偷溜出家然后在迪斯科舞厅逗留到深夜。他们在女儿房间的桌子上放了她最喜欢的蛋糕。女孩的惊讶和父母的坚持，使他们开始了对话，并带来了行为的改变。在另一个家庭中，父母会在深夜出现在未成年女儿不允许去的迪斯科舞厅里。父母通过主持人（DJ）的话筒喊出自己女儿的名字，并请她跟他们一起回家，说她超过允许她在这里待的时间已经很长了。这种对女儿来说极其尴尬的情况，是父母表示他们"在场"以及行为改变的第一步。

如果眼下青少年的暴力行为依旧又出现了，所有被虐待的父母都需要支持，帮助他们重新担负起在家中关心照顾家人和安排日常生活的角色。有些父母还需要帮助，以暂时与虐待他们的孩子分开。每次提供帮助的基本前提都是不对父母和孩子有指责的态度。然后父母在有心理治疗－教育咨询陪伴的分离期间也可以学到，如何拒绝孩子的行为，同时对孩子又带有尊重和认可。那个完满家庭的梦境已经过去，但是从每个碎片中都可能找到新的开始。

家庭中的忽视

　　大约三分之二危害儿童福利的案件，都是儿童受到忽视。忽视，可能是危及生命的，悄悄地发生在大多数的家庭之中：负有照顾责任的人，持续并重复地忽略不做他本该给予孩子的照顾行为。如果能够得到及时的救助，大多数这种家庭都可以通过上门援助的方式让孩子最终得到很好的发展，只要这种帮助能够及时投入。

> "被忽视的儿童的生活现实，以长期营养不良、衣物匮乏、缺乏供应和护理，缺少健康／卫生保健、未能得到治疗的疾病和增加的事故风险为特征。这样的孩子被一个人丢在那里，得不到不可或缺的供给、照顾和（兴奋性）刺激。"（德国儿童保护协会，Deutscher Kinderschutzbund，2012，p.11）

　　忽视孩子的父母，往往在自己的童年也经历过关系破裂、明显的匮乏经验和被安置在陌生的环境。他们无法向下一代传递他们自己从未经历过的东西。父母自己的被剥夺经验，带来了轻易就能被诱发的哀伤和沮丧的感觉，带来了高度的冲动性和回避问题的行为方式。除了抑郁障碍和成瘾问题，父母的认知失调及／或缺乏共情也会起作用。其他风险因素可能包括：

- 在需要支持和帮助时只能发出微弱信号的孩子。这样，照料者就不能将孩子需要得到照料的需求与他自助的潜力彼此区分。
- 在家内或家外都缺乏帮助，尤其当父母有多个孩子或者是单亲时。家长觉得很难寻求帮助。

- 持续的家庭贫困，使维持基本的家庭生活都变得很困难。

当一个家庭中有越多这样的风险因素，就越有可能出现对儿童的长期忽视。这可能会给儿童的身体、情绪和认知发展带来巨大影响——具体情况取决于忽视的严重程度和持续时间。在特别不利的生活环境下，除了忽视行为之外，也会发生虐待行为。

我们可以再一次提到"共（受）创伤"的过程。父母因为创伤性经历而产生的共情缺陷导致他们无法辨别出孩子的需求，或者不能恰当地满足孩子的需求。成年人应对压力的行为，导致了孩子的压力体验。一个考虑到了所有家庭成员和帮助体系的系统性方法，比只针对被忽视儿童的救助方法更有帮助。此外，所涉及的家庭与助人体系之间的"共（受）创伤"过程也是可能发生的，这可能导致助人者一方出现同情疲劳。在此，跨系统的合作，可以引领当事人不要自己去"苦海"中浸泡。

危害评估

父母的无益行为如果只发生较短的时间，孩子们可以自己补偿和平衡，比如当父母正处于分手或离婚过程当中时，孩子的利益会短时期地跳出父母所关注的焦点。而持续的"匮乏的养育（poor parenting）"则必须被视作对儿童福利的危害。越早识别出忽视的形式，就越有机会，不要等到紧急危机发生时才做出回应——此时后果已经非常严重（Beate Galm & Sabine Herzig，2018）。建议首先澄清下列问题：

- 孩子面临哪些风险？
- 有哪些资源可供使用？

- 孩子的需求在多大程度上能够被满足？

- 父母或第三方在多大程度上知道自己有履行保护和教育任务的职责（供应、依恋、教育、支持）？

- 有哪些症状和发育不良是因为忽视（或虐待）而出现的？

已经有不同的危害评估方法被发展出来。通常问卷的设计差异很大，且更多地定位在列举欠缺上，而不是去探明不同的父母在改变的潜在可能上的差异。是否临时照管是必要的？或者，孩子在家庭中的安全能够得到保障吗？在很多情况下，拒绝给予补偿性的帮助是最好的帮助，而在另一些情况下，把孩子带离这个家庭是最好的帮助。欠缺和资源都应该是思考的一部分。如果只关注资源，有时孩子的利益就会从视野里丢失。如果只看到欠缺，则会削弱父母（的潜在可能性）。对于一个能成功实现的帮助过程来说，要使彼此充满信任的合作成功，那么带着共情且敏锐地建立联系是不可或缺的。在一种创伤取向的观点中，改变，只可能通过修正性的积极的关系经验得以成功实现。

建立联系及关系动力

对于那些没有学习过如何在艰难的生活处境中去寻求帮助的父母来说，去寻访陌生的机构，是一种过高的要求。对他们来说更好的方式是，在他们本来就常常逗留的地方——在家里、在游乐场、在幼儿园，并且与他们已经认识并信任的人一起，来约定与专业人士的第一次接触。

除了明确而带着共情地告诉父母来与他们建立联系的原因，即帮助他们更好地照顾和支持自己的孩子，不带责怪地对家庭状况进行了解，也是必不可少的。好奇和倾听，就是以建立联系为目标的第一项干预。

快速地接管起承担责任的行为（带孩子去看医生、送孩子去幼儿园或去上学等）虽然可以展现助人者很强的胜任力，但当然也强化了父母的无能和无效的感觉。来访者对所生活的世界的耐心和兴趣，提高了之后发生改变的可能性。及时和可靠，并不是成功实施帮助的前提，而是这个帮助过程的目标。

了解资源在前几周是非常有益的。也许父母有特别的业余爱好，在其中父母可以展现出在其他领域所缺乏的可靠性和胜任力。也许孩子在更大的家庭范围内有支持性的关系，能够补偿（父母这里的）欠缺。即使想要帮助他们的专业人士对家庭保持着专业的距离，但仍然可能将父母的不守时、不可靠、拒绝以及情绪矛盾的表达，体验为是特别针对他们个人的。如果专业人士将这些行为方式解释为（他们之间的）关系事件的结果，他们可能就会放弃并中断（与来访者的）联系。然而，正是在来访者的行为表现出很小的合作性时，支持他们的专业人士仍然向他们提供可靠的、可预测的和不变的安全感，才非常必要。

"当来访者感觉到自己的不可靠行为被理解了，并且即便如此仍然体验到被尊重，这就是发展一段积极关系的重要一步，在此基础之上，父母可以逐步接受挑战。"（Galm，2006，p.53-55）

父母看到（或害怕）自己的行为被质疑，他们会试图从孩子的身上找问题，把孩子描述为是有问题的。在这一点上，不应该立刻否定或反驳他们。这里可以产生有关孩子及其需求的对话的第一个切入点。因为通常他们自己就没有被体贴敏锐地照管过，有些忽视孩子的父母并不知道，人们对什么年龄段的孩子有什么期待。他们也不知道，早期的分离（比如由于住院）和生活危机（生病、事故）会如何改变孩子的感受和行为。在此，不可以丢失最初的定位——孩子的需求。即使父母的意图是做对自己的孩子来说最好的，但孩子可能还是会暴露在欠缺中。必须赢得父母的改变。根据他们的可能性来寻找适合他们生活环境的解决方案。助人者的可靠性和行为的安全性，与对父母资源及优势的镜映相结合，不仅能够稳定当下的父母－孩子的情况，而且也象征性地成为了有限的"父母的父母"。

"3 年，已经够了"

与汤姆森（Thomsen）女士的第一次见面让我感到很惊讶。这个 3 岁女孩的母亲坐在我面前说道："我觉得，我现在已经牺牲够了，现在应该让别人来照顾这个孩子了。3 年，已经够了。"我获悉，现在女儿在一个熟人那里，她反正就只是让人觉得很烦。汤姆森女士描述了她们的日常生活。她靠社会救济生活，没有得到抚养费，事实上她不知道这个孩子的父亲是谁。我们讨论了提供照管服务的可能性，这样，会由其他人来照顾女儿，同时不失去与母亲的联系。汤姆森女士觉得这个主意非常好。

我们下一次见面时，我认识了小弗劳克（Frauke）。她看上去非常瘦、不修边幅，基本不说话，眼睛一刻也不离开妈妈。汤姆森女士感觉整个情景让她不知所措。"您看到了，这个孩子是多么让人无法忍受。"当我再次问到，她是否真的想让弗劳克在一个寄养家庭里长大，她确认了。我与寄养儿童服务处联系了。然而一周后我获悉，汤姆森女士在与我的一位同事的谈话中又改变了原来的计划。她想把她的孩子留在自己身边。通过与家庭医生联络，他们很快就被安排了一次"母－子疗养（Mutter-Kind-Kur）"*。汤姆森女士很乐意接受这个帮助。在疗养开始之前，她定期按时来我这里做教育咨询。

---

* 指为压力大的母亲和她们的孩子提供带薪的休息时间，在居住在酒店一样的氛围中，进行有组织的活动（3 ~ 4 周）。——译者注

她越来越信任我并且告诉我，对她来说照顾女儿有多困难。每次去看儿童医生对她来说都是一场可怕的经历，让她一再想要指责弗劳克些什么。并且她——这位妈妈，每一天，都迫切地需要一段时间休息。她没有为弗劳克得到幼儿园的一个位置。我肯定了她做得有多好，即使内心有许多阻力，但是仍然定期带弗劳克去看儿童医生。在几通电话之后，我成功地为弗劳克在他们居住地附近的幼儿园里找到了一个位置。汤姆森女士高兴极了。现在我们的谈话开始讨论的是，弗劳克需要什么才能更好地适应和融入幼儿园的群体。我建议，妈妈可以在接下来的一段时间里参与幼儿园的日常活动，然后逐渐地每次早一点离开幼儿园。弗劳克对这种新的安排适应得很好，并且很愿意与其他孩子接触。在这个幼儿园中每周有一次与家长一同吃早餐的活动，汤姆森女士在犹豫了一段时间之后也参加了。几周之后汤姆森女士带来了让我惊讶的消息，她不会去参加之前计划好的疗养了。她害怕那个会使她不安的情景——被陌生人观察她的教育行为。

在一次与幼儿园园长和汤姆森女士的谈话中，他们证实弗劳克发展得很好。虽然她还是因为穿着脏衣服和有时面包袋里没有早餐而引人注目。这让我想到，汤姆森女士有可能在家里需要帮助和支持，以便能够更有效地去安排与弗劳克的日常运转。经过一些反复，我们最终成功为汤姆森女士和弗劳克安排了社会教育学的家庭帮助（Sozialpädagogische Familienhilfe，SPFH）。一位专门在（上门）探访服务领域工作的社会工作者每周到汤姆森女士家探访三次，每次两小时。在一个详细的观察阶段之后，她制订了一个帮助计划，非常细节地给出了报告：在哪些日常问题上汤姆森女士要向专家学习什么。每三个月会进行一次关于帮助计划的谈话，由 SPFH 的工作人员、青少年福利局的社会工作者、汤姆森女士和我参加。18 个月之后，汤姆森家的状况有了显著的改善。

是什么让汤姆森女士不具备所有这些对于照顾和教育一个孩子来说必不可少的东西的呢？在很多次谈话中，汤姆森女士提到了她自己在童年是如何被虐待的，经常被一个人放在北海海岸的一个小村庄里，并且得向邻居讨要食物。所以在她看来，弗劳克现在有的已经很好了。越了解汤姆森女士在自己成长过程中拥有多么少的资源，就越清楚应该赞赏她在此期间为照顾女儿其实已经做得有多好了。

对汤姆森女士的这种咨询性的陪伴，在进行了四年之后降低了强度。她平均每年提出四次想要再进行一次谈话的请求。弗劳克越多地向积极的方向发展，汤姆森女士就越能够清楚地意识到，自己对于自己的女儿来说有多重要。尽管如此，她还是不时给自己安排一段休息的时间。在我们第一次咨询时帮忙照顾弗劳克的熟人，成了她的"周末家长"。偶尔还有其他人也以这种方式照顾弗劳克。但是母亲依然是弗劳克最重要的依恋对象，而汤姆森女士自己也逐渐发展成为了一个充满爱且有能力的母亲。

在信任与控制之间

不堪重负的父母也需要在如何安排日常生活方面得到帮助，让那些棘手的情况能够成功地被应对而不会扩大升级。有时候就是关于简单的生活实践的事情，比如，如何填表格、或者如何安排主动与行政部门或银行联络沟通。更多的是关于和孩子在一起的日常情境。如果能够成功地通过由录像支持的干预，来突出强调并强化父母与孩子之间的积极互动，家长就会将自己体验为有胜任力的行为者，而不是关系中无能为力的受害者。

在这个过程中必须一再反复评估，父母的能力和责任感是否在增加。有可能也需要寻找家庭之外的支持，比如可以为孩子在日托小组里提供的支持和帮助。随着年龄的增长，孩子开始能够使用他在原生家庭之外的保护性关系所提供的社会"保护系统"。

由于为婴幼儿父母所提供的服务常处于青少年福利和医疗卫生服务相交汇的领域，因此，不同领域的参与者之间的合作和形成网络化联系，并不只是在紧急的危险状况下才是重要的。社会早期预警系统，例如通过国家早期救助中心（National Zentrum für frühe Hilfen，NZFH）所推动和跟踪的项目——通过安排家庭助产士、欢迎探访、为感到（高度）负担的父母提供支持和咨询服务，来预防性地提高他们的关系能力和教育能力。

那些已经延续好几代都有忽视问题的家庭，需要多方面的、尤其是长期的陪伴和支持。即使在最初潜在的高度危险缓解之后，也有必要一再反复地仔细检验，所提供的干预措施是否还持续地在发挥作用。专业人士在此处于一个帮助与无助、力量与无力，信任与控制之间的应力场之中。他们遇到需要照顾的孩子和需要帮助的父母。他们体验到羞愧、恐惧和无望。他们也感受到想要做出改变的准备。来自于外部的压力——不要忽略什么、不要犯错——也在增加。由来自不同领域的专家所建立起来的良好的网络化联系，能够帮助专业人士维持自己的专业能力，提供组间监督、督导以及结构化安排，使长期的援助进程成为可能，以此来帮助和支持父母成为自己生活的专家并保有这种能力。

与儿童和青少年进行的马匹辅助疗法

给受过创伤的人提供帮助，常常会令他们产生更大的压力。失去了对自己和对他人的信任的人，可以通过与动物的接触再次体验

自我效能感，并重获对自己情绪的信任。

德国心理学家亨利·朱利叶斯（Henri Julius）希望在一项国际性的研究中找出遭受创伤的儿童需要怎样的支持，以便能更好地应对简单的压力。在测试中孩子们必须参加一个考试，但他们会得到支持。第一组孩子会得到一只毛绒玩具狗。第二组的孩子会由一位友好的女大学生来支持，第三组的孩子会得到一只真狗来支持他们。所有的孩子都在过去被自己最紧密的依恋对象严重虐待或者极度忽视过。

> "在后续的发展过程中我们会看到这样的问题，即孩子们将这些关系经验，移情到新与他们建立关系的人身上，比如他们的老师或治疗师。他们预料会被再次忽视、被滥用或被虐待。这样，他们从来没有学会如何去调节自己的压力。"（Julius，2013）

什么能够帮助这些孩子减轻他们的压力？什么能够从外界对他们提供帮助？在上面提到的实验中，孩子们应该给一个故事设想出一个结局并把它讲述出来。在这项语文作业之后是心算。孩子们要将一个数字序列以三个数字为单位由后向前倒数。孩子如何应对这一压力？他们的支持者是否能从他们身上拿走一些压力？那些得到一个毛绒动物玩具或一个友好的他人作为支持者的孩子们，在测验之后显示出比测验之前更高的压力激素皮质醇的水平。只有得到了真狗作为支持者的那组孩子，在测验之后显示出比测验之前显著降低的压力激素水平。孩子与狗之间的身体接触越频繁，比如抚摸狗狗，随后的皮质醇水平就会越低。

> "尤其身体层面的接触是决定性的。在行为层面上压力会被分解，特别就是通过与所信任的依恋对象的身体接触。在生理层面上，催产素明显扮演着重要角色。"（Julius，出处同上）

压力激素肾上腺素和去甲肾上腺素,对血压增加和快速反应负责,同时消化系统停顿,个体对疼痛的敏感性降低。而催产素使个体感到放松,平静下来,使人感到满足并产生共情。它在人们亲近的时候起作用,改善对关系信号的感知,建立在重要关系中的信任感。在出生时、在母乳喂养时、在所有生活情景中的拥抱时,它都具有重要意义。这种"亲密激素"的分泌,可以带来一种集体的感觉,但由此也造成了个体会以攻击性的方式与其他团体划清界限(Moberg,2016)。初步研究显示,经由鼻腔给予催产素并与其他干预措施结合,可以减轻 PTSD 的症状(Donadon et al.,2018)。

触摸可以激活催产素并阻止压力激素的生成。催产素水平高的孩子是准备好随时建立关系的。和动物在一起的积极经验,可以移情到人的身上。显然,动物为想要获得帮助的人打开了一扇大门。

马作为辅助者

在维也纳,人们研究了借助马匹的辅助可以获得哪些治疗成果。马匹辅助治疗*师、心理学家罗斯维塔·津克(Roswitha Zink)在一系列研究中发现,马在与人的接触中可以感知和反馈一些无意识的过程。马显然可以在非语言层面上与人发生联系。有证据表明,动物辅助疗法可以给在事故中受到严重损伤的人,比如陷入有意识的昏迷状态,带来康复进展。

在维也纳的奥托-瓦格纳医院(Otto-Wagner-Spital),卡琳·赫迪杰(Karin Hediger)和罗斯维塔·津克尝试在他们的研究中找出,人与

---

* 马匹辅助治疗(Equotherapy)是心理治疗的一种特殊形式,借助于马的特殊能力,来支持治疗师帮助儿童和青少年应对危机或处理创伤经历。——译者注

马之间的交流是如何运转的。他们证明了，人－动物层面的交流类似于母－婴层面的交流。对于孤独症患者来说，马同样可以成为连接他们的世界与那个令人害怕的外部世界之间的桥梁。动物不像人一样非常复杂并且带有双重意义地表达自己。它并不使用令人困惑的语言。马想要什么、不想要什么，要容易识别得多。如果孤独症患者学会理解动物的信号，他们也就能越来越经常地成功做到读懂他人的信号。德国的一项研究将接受传统心理治疗方法的孤独症患者与接受以马匹为辅助的治疗方法的孤独症患者做了比较。在"马匹组"可以看到被试的感知和运动功能有明显的改善，不仅如此，对于孤独症患者来说尤其困难的建立联系和沟通交流的能力也有明显改善（Hediger & Zink，2017）。

在对从科威特和阿富汗驻军归来的、受到严重创伤的士兵进行的治疗中，通过与马匹一起进行工作也获得了成功[1]。该研究由德国退伍军人联合会资助。1999 年成立了马辅助成长和学习协会（Equine Assisted Growth and Learning Association，EAGALA）。这一国际非营利组织在此期间在 35 个国家有了超过 3500 名成员。在对受创伤的儿童和青少年的治疗中，马匹的疗愈性作用也被多次描述（比如：Thoms，2014；Urmoneit，2013）。

是什么使马成为如此合适的治疗陪伴者？马在很多层面上与我们有很大的相似之处。它们生活在一种群居性的社会形式中：在牧群中，与其他马一起。单独的动物个体在野外是无法生存的。只有这种群体的设置可以确保单个动物的和整个群体的福祉。马是社会性动物，使弱者也能够生存下去。尤其是在有关后代的事情上，这一点尤为明显。原则上它们每年只能得到一只小马驹并会倾尽所有来抚养它。在一个关于纳米布沙漠中的野生马群的纪录片中可以看到，甚至公马都是如何高强度地照顾孤儿马驹的，就像收养了它们，设法确保它们生存下来。马群中明

---

[1]　见 DIE ZEIT 杂志，2012 年 3 月 22 日。

确占主导的基本原则是合作，这也解释了，为什么这种身体如此强健的动物会为弱小得多的人类提供"关系"。

人类和马一样，是基于关心照顾和积极的经验（情感体验记忆）而产生的信任。在边缘系统的层面上，双方仿佛相遇在平等的"齐眉高度"，这就是说，交流在这里是通过非常相似的身体标记物发生的（比如，在感受压力时，下颌关节会立刻紧绷）。通过马的敏锐观察，人类可能受到激发，并被邀请也对自己的身体状况更加留意和敏锐，这样，比如就可以学习更早地觉察／感知并交流自己的需要。

像我们人类一样，每匹马除了有社会烙印之外，还有完全个体化的人格，具有不同性格特征、爱好和精神状态。因此它们对我们来说也是一个生动的模型——能成功地实现功能运转良好的集体，同时又维持自己的个性。

在身体上，马比我们优越得多，因此这也给了我们机会，来克服恐惧和不信任，并建立（自我－）信任。马本能地对我们的内部成象和态度以及由此产生的身体信号做出反应。对于我们自己的行为，它们以此给予我们直接的、非语言的反馈，以及直接改变的可能性。状态象征符号和我们的外在表现形象，以及那些常常作为我们人际评价基础的标准和规范，这些对于马来说都没有意义。在与它们的相处中，我们可以体验非语言交流、创造性的思维和问题解决，自我意识和自我效能感、知觉和专注、团队及关系的能力，以及信任和自信。

联结与继续发展

每个孩子都有两个基本需求。他们想要与其他人联结在一起，成为某个群体的一部分，属于这个群体，并在社会环境中被接纳和被喜欢。第二个基本需求是，让自己进一步发展，获得能力，并每天都超越一点自己。这两个基本需求，都源自每个孩子在母亲的子宫里已经有过的经验：他是联结着的，并且在不断发展着。"联结"并"继续发展"——这种最初的经验模式被继续保留着，这两者作为有神经元基础的预期（发展方向），成为毕生健康发展的构成要素。我们不断追求着社会关系和自主行动之间的平衡（Hüther，2015，2018）。如果这种平衡能够实现，从出生开始，大脑会继续发展，并且在新皮质区域不断构建多种多样的、用于解决问题的新（神经）模式。

在依恋研究中所说的"安全港湾"，是我们从可靠并体贴敏锐的依恋对象那里需要获得的；而"长途旅行"，是我们要踏上的旅途，去发现世界并完成人生的任务，在其中我们获得成功并得到他人的认可（Brisch，2014）。实现这些的人，会感觉舒服满意、得心应手。这样一种感觉安东诺夫斯基称为"连贯一致性（统合性）"——理解所发生的事情，能够构建自己的生活，并认识到所发生事情的意义和重要性（Antonovsky & Franke，1997）。

那些"联结"和"继续发展"的需求没能被满足、反而成为了他人满足需求的客体的孩子，在他们的大脑中就会固着住他们已经发现的问题解决方案。他们可能反过来也把他人当作客体，使自己作为主体表现得特别引人瞩目；或者迁就容忍、顺应并永远想要把所有事情都做对。所有这些机制，最终都是为了能够重新建立连贯一致性（统合性）。

用马匹作为辅助的疗法，特别适合用来体验与富有生命活力的生物建立连贯一致、清晰明确的关系（的过程）。这种治疗方式的魔力也许在于，人和动物同时学习，如何彼此信任、战胜想要逃跑的冲动，并通过特别的天赋读懂马的非语言交流和身体语言——在马的这些反应中反照出了人的内在态度和当下的心理状态。

暴力，在与马的接触中没有存在的空间，可能只有温和地行使权威。在人与马的关系中，人类的引领不必被视为和谐的终结。正因为受到创伤的人所体验的力量和权力是以滥用的形式出现的，现在他们面对马的时候能够学习，去发展负有责任心的力量或权力的执行方式，并且是以和谐的轻松为目标。这种轻松，是通过动物敏锐地感知反馈信号而实现的——尽可能少的指令，得到尽可能多的必要回应。给马施以同等的对边界和个人自由空间的要求，不会导致社交拒绝，而是会引起动物对对方的尊重和注意。在有动物辅助的工作中，（动物）投入工作的持续时间、强度和频率是这样确定的，既要保证动物的福利也要保证来访者的福利不受损害（参见欧洲动物辅助治疗协会的指导方针，European Society for Animal Assisted Therapy，ESAAT）。

在面对马匹的时候，受创伤的人经常可以更轻松地、没有解离的状态地保持在联系中。与一只友善的动物相遇，可能是一次尽情地抚摸，打开了一扇学习的窗口。一个孩子或者一个青少年越能够持续地参与这个与马建立关系的实验，就越能够明确地体验到，动物提供的是没有言语、没有评价、没有偏见的关系。这样，孩子们在与动物的接触中可以保持"在场"，而这是他们在面对人的时候常常无法做到的。当马陷入压力的时候，它们也可能会被体验为是有危险的。对于受创伤的人来说，如果他们重又面对不希望的和无法控制的行为，这可能又会触发非常不舒服的感觉。这时他们需要训练师的翻译帮助，让他们理解动物的行为。动物辅助的治疗，只能够在来访者、训练师和动物之间的关系中发生。因此，改变，也只可能在来访者－马－训练师三者的组合之中产生。[1]

---

[1] 在此我要特别感谢克里斯蒂安·弗林格（Christiane Völlinger），因克·乌尔莫奈特（Imke Urmoneit）和克里斯蒂娜·恩胡森（Kristina Enghusen），从他们那里我学习并体验到非常多关于与马一起进行的治疗工作；我还要感谢乌尔丽克·基尔奇思（Ulrike Kirchrath）在我第一次统计调查时给予我的大力支持和帮助。

马，作为客体还是作为伙伴？

人类可以觉得自己统治了全世界和每一种造物。于是，世上的所有，都变成了可以用来利用的资源。美国历史学家林恩·怀特（Lynn White）在 1967 年说："我们当前的自然科学和我们当前的技术中如此充斥着东正教基督徒对自然的狂妄傲慢，以至于我们无法从他们那里期望获得解决我们生态危机的办法"（White，1967；Lohmann，1970，S.28f）。神经生物学家杰拉德·许特预言了资源利用的终结，并与此相对地、在展望中提出了发挥潜能的时代。如果我们停止把一切和每个都当作资源来看待，并为了自己的益处和利益而利用它们，甚至把人和动物都当作客体来解释，并把他们或它们作为自我的延伸来使用，如果我们能够有不同的态度，我们在面对变得越来越匮乏的资源时，为了未来，也许就还有机会（Hüther，2015）。在一个注重发挥潜能的社会，看到的就不是利用和剥削，而是关怀和可持续性。地球、所有生物以及无生命的大自然，都不是人类可以随意支配的（Bedford-Strohm，2014）。

不是在所有的地方动物都被当作我们要对其负责的伙伴来对待，而是被当作权力利益和功效利益的客体。但是也许受到创伤的儿童和青少年——正是因为他们以特别强烈的方式被滥用或被剥削过，他们会对与动物关系中的主体间性的高度价值有特别敏锐的直觉，并且也许他们也正是出于这个原因，能够从马匹辅助的治疗中特别受益。

在一个治疗性的马场对 17 名受过创伤的儿童和青少年进行了询问[1]。所有人都在自己的原生家庭中经历了严重的暴力和忽视。他们在不同时期与有毒瘾的母亲、有精神疾病的父母或者暴力的父母一起生活过，并在被询问时都处于有外部安全的环境中。平均来看，他们对于马被视为

---

[1]　个人至今尚未发表且还未完全结束的研究。

"满足个人需求的客体"的表述，较少地表示赞同，比如："我想在骑马比赛中获胜。""我说什么，马就做什么，这很重要。"而包含一种对动物的"主体－主体－关系"的表述，显著地得到更多的积极评价："和马在一起时我能得到平静。""马就像一个好朋友一样看着我。""这匹马就像我一样敏感。"所有人都将骑术治疗师体验为新经验的重要居间介绍人。代替无力和被摆布，这些孩子现在可以参与平等高度的互动中充满生命力的体验；代替恐惧和解离，重新为自己赢得"在场"、自我控制和行动能力。在与动物的相遇过程中，那些长期被压抑的感觉常常重又浮现。有些受创伤的儿童和青少年会被触动，在很长时间之后终于再次能够去感觉到些什么。有些流下悲伤的泪水：旧的痛，带着新的勇气。

第八章

创伤与哀伤

在很多事故、自杀、流行病之后，在军事斗争或者其他情况中，创伤都与我们所爱之人——父母、兄弟姐妹、伴侣、孩子、朋友、亲戚、邻居等的离世相联。当创伤与哀伤一起降临，对于留下来的孩子和成年人来说，这都是开始了一段非常艰难的哀伤过程。来自荷兰的心理治疗师乔安妮·斯皮林斯（Joannie Spierings）将创伤性哀伤与其他形式的哀伤相区别：死亡突然且出乎意料地降临、与严重的暴力相关、没有任何道别的机会且看上去似乎又是可以避免的。这几点中如果多于两点同时出现，就可以认为这是一个创伤性哀伤的过程（Spierings，1999）。

正如在前几章的其他情景中所描述的，人们会（在创伤的影响下）进入极度无助和震惊的状态，大脑难以承受而无法应对这种情景，情绪支配着人，几乎没有任何行动是可能的。典型的创伤症状会被体验到：**不想要的记忆**，比如噩梦、闪回和强迫性沉思；**回避行为**，比如回避某个场地、社交隔绝、不再说话、麻木、酒精或药物滥用；身体突然的**过度唤起**，比如强烈的心跳、大量流汗、失眠，身体疾病。当创伤与哀伤重叠，它们各自的症状可能会变得更强烈。想到死去的人，可能会导致创伤闪回。死亡的创伤性特征可能会使哀伤的过程变得更加复杂。创伤后的疏离感和孤独感阻碍了疗愈的过程。这些特征和症状在最初两个月内出现在儿童和成人身上是很普遍的。但这里有很多方法可以支持个体的自我疗愈和心理弹性。

在很多文化中，不去谈论悲伤的事或者患病的家庭成员或朋友，是一种习俗。于是哀伤就很可能通过身体反应来表达自己。所以给哀伤一个机会，通过语言来表达自己，可能是更好的。在很长一段时间，西方社会的人们都曾经相信，一个人必须通过告别来接受一个人的死亡，并以这样的方式来结束哀伤的过程、来结束自己与逝者的关系。近年来这样的思考方式已经发生了变化，研究者认为保持与逝者的一定联系是很重要的。有一个例子，是一个 10 岁的小男孩，他的治疗师让他给自己因为一场事故而去世的兄弟写一封告别信。这个孩子不想写这样一封信，他的这个行为被治疗师解释为是在回避接受他兄弟的死亡。在一个关于创伤与死亡的专题研讨会议上，这个孩子的母亲问了其中一位与会发言者，他对此怎么看。这位发言者问这位母亲，代替写这封信，幸存下来的这个儿子做了什么呢？母亲说他去踢足球了。那么那个故去的儿子最喜欢的运动是什么？足球。"所以"，这位创伤专家说，"这可能就是这个小男孩与他逝去的兄弟保持联结的方法。"

积极的记忆和一个新的地方

过去 20 年间的研究表明，对很多人来说，与自己离世的亲人或朋友说再见，并不适合他们。比如，成年人会与自己去世的伴侣无声地对话，一直持续两三年的时间。孩子会与离世的父母、兄弟姐妹或朋友有长达至少 4 年这样的对话。结束关系是没有意义的，如果人们其实想要保持联结。找到另一种新的方式以继续关系，似乎是更合适的（Boerner，2003）。

有许多保持关系的方式。其中一个是用思想。你可以问一个孩子，与离开这个世间的人之间怎样的美好记忆会持续到永远？有过什么样美好的回忆而且是谁都拿不走的？让孩子画一幅关于这个记忆的画。或者找到其他创造性的方式来表达这段记忆。年纪小的孩子可能比较难于画出他们的记忆，但是他们可以用代表人物的小动物玩具来展示自己的记忆。或者他们可以通过做逝去的人会做的事，来缅怀和致敬他或她。

"我没有用对的方式哀悼"

有一次我接待了一位有四个孩子的母亲，她在一个月前失去了因心脏病过世的丈夫。

"你知道吗？"她说，"我所有的亲戚都跟我说，我没有用对的方式来进行哀悼。"

咨询师：他们想让你怎么做？

来访者：他们想让我穿一身黑衣服，去墓地跟他告别。

咨询师：有很多人对于自己家庭成员去世后该怎么做有清楚的设想。但还有一些人，觉得这个事情发生后该怎么做有成千上万种选择。你怎么看呢？

来访者：对我来说这件事让我既难过又愤怒。我对自己很愤怒，因为我没有办法做什么来救他。而且我对医生也很生气，他们没有试尽各种方法来挽救他的生命。以及，我对他的突然离世很难过，而且他把我一个人留下来面对四个孩子。

咨询师：所以，你的感觉很复杂。那你把自己的愤怒放在哪里，又把自己的难过放在哪里呢？

来访者：嗯，我责怪我自己，并把我的愤怒都放在医院的医生那里。

咨询师：所以你的心里有一个自我谴责的声音。那与此同时，你的心里有另一个友好一点的声音吗？

来访者：有的，我不是万能的，我不能做任何我没有能力做的事。

我们尽可能做了很多事情来纪念我的丈夫。但都不是去墓地。

咨询师：你做了什么呢？

来访者：我的丈夫过去每个周六都会准备一顿特别的早餐。意大利早餐，丹麦式早餐，美国式早餐，中国式早餐，法国式早餐，德国式早餐，等等。现在他走了，我的孩子们和我也会在每个周六准备一顿特别的早餐，我们喜欢这样，这是我们想念他的方式。

咨询师：喔，这听上去很好啊。也许这是你能感觉他好像还活在你们身边的方式，或者至少让你们对他的记忆还保持鲜活。他被给予了一个在你们生活中新的位置。

来访者：我从没这么想过，我们就是这么做了。还有一件事我们做的，就是关于他的收藏品：汽车模型。他收集了各种大众汽车的模型，把它们放在一个盒子里。我买了一个漂亮的玻璃柜子，把他的这些藏品都摆进去。如果我们发现有新款的模型，我们就会买了放进去。

咨询师：这也是个很感人的例子，关于你是如何纪念你的丈夫并尝试让你们的关系能够继续保持生命力的例子。也许这就是你应对这种巨大丧失的方法。研究者发现对很多人来说，保持与逝去家庭成员之间的联结是很重要的。有的人甚至会想象与逝者进行对话。

来访者：真的吗？我也是！我之前不想跟你说是怕你觉得我疯了。下次我们能聊聊这个吗？

咨询师：当然！

这是我与这位失去丈夫的母亲第一次会面的结束部分。

在有些家庭中，人们会把逝者的照片挂在墙上或者放在架子上。在照片旁边摆上一个好看的蜡烛并在晚上点亮蜡烛。这可能是另一种合适的方式来记住离世的家庭成员，并为他（她）找到了一个新的地方。有些孩子更希望能与父母或手足的照片离得更近些。把照片放在相框里或者塑封里也是个好主意，这样孩子就可以随时把照片带在身边，在周围没有其他人的时候，与照片中的人进行一段私密的对话。

有时去谈一谈孩子最后看到逝者或最后与逝者说话的场景，是很有必要的。通常孩子会一遍又一遍地谈论最后的场景，这样就得找到一种干预方法来应对。对于这种情况，我推荐"四野练习（four-field-exercise）"（Jarero et al.，2008）。

四野练习

拿一张纸将其折叠成四个部分。让孩子在左上部分画出关于逝者的美好记忆。让孩子看着他的画，同时让他做"蝴蝶式拥抱"。这是一项在创伤事件后针对大型的儿童团体所使用的技术。指导语："把你的右手放在左肩、左手放在右肩。然后用非常慢的速度，左右交替，拍拍你的肩膀。同时，看着你画的画。"在每侧拍了大概 20 次之后，让孩子在右上部分再画另一幅画。现在把注意力集中围绕在所爱之人离世的最悲伤的时刻。画完之后，在看着这两幅画的同时，再进行约 20 次蝴蝶式拥抱。之后，在左下部分，让孩子画出当下出现在他头脑中的画面。在看着所有三幅画的同时，再做 20 次蝴蝶式拥抱。然后让孩子把注意力集中在美好的记忆上，在纸的右下部分画出最后一幅画。画完之后，看着所有四幅画，再重复 20 次拥抱。

这个练习有不同的益处。第一，它是资源指向的，因为在开始和结束都有一幅积极的图画。第二，孩子可以不用语言来表达自己难过的情绪，这对他们来说可能容易得多。第三，通过画画和拥抱自己，孩子可以整合那些"说不出来"的，并将认知和情绪的意义联结起来，成为有意识的内容。

仪式

　　仪式，对儿童就像对成年人一样有帮助。仪式（可以帮助个体）完成从震惊到新的组织、从大脑右半球到左半球的转化，来加工处理创伤和哀伤。仪式包含家人和朋友的团聚，哀伤和想念逝去的人，一起吃喝，以及彼此交流的机会。这是一个在受到冲击之后重新开始变得积极主动的方式。对于自己逝去的小狗、小猫和其他的家养宠物，孩子同样需要仪式。一个孩子可能会问，在这些逝去的人或动物身上发生了什么。家长完全可以告诉孩子们他自己所相信的内容。如果家长自己没有什么相信的，他可以说："好吧，有的人相信死去的人的灵魂会上天堂，另一些人相信灵魂会回归大地并且继续生活在某一棵植物、一个动物或另一个人身上。我也不确定到底是怎样的。所以你可以决定你想要相信什么。"

　　哀伤是一个缓慢的过程。预期会有波动起伏：有时候事情好像变得简单了，然后又再次变得更难。尤其是在第一个周年纪念之后以及之后的几个星期，可以预期个体会有强烈的反应。生日以及特别的节日也是很艰难的时间。在这样的时期，拿一张所想念之人的照片然后对着照片讲一讲自己感受，也许会有帮助。感受也可以通过音乐、绘画或者其他艺术形式得到表达。每个家庭都有自己的方式。有些家庭会比较快地度过这个阶段，而另一些会比较慢。好的创伤治疗师，会跟随家庭或个体的步伐，但又比他们快一步。接受个体哀伤过程的节奏，与此同时，知道是由谁支持他们，从面对意外丧失时的创伤性冲击中解脱出来。在经历丧失之后，很多人都会发生变化。乔安妮·斯皮林斯说："最难解的丧失，并不是我们失去的那个人，而是失去我们在失去这个人之前的自己。"

不同年龄阶段的儿童

儿童依赖于照顾他们的成年人来应对所爱的家庭成员或朋友的去世。如果成年人出于保护孩子而倾向于不愿意谈论一个人的去世，但对于孩子的理解来说，是截然不同的，（如果不和他们谈论，）他们就与这个人再也没有联系了。

取决于儿童的年纪，他们的思想中对生和死有着不同的看法。对于5岁以下的儿童，死亡并不是永恒的。对他们来说，这就像是睡觉或者旅行一样；人们还是会回来的。在他们的社交生活中经历了死亡之后，他们开始变得害怕，并需要理解"死亡"与"有人离开但之后会回来"之间的区别。

当孩子再长大一些，比如6—9岁之间，他们开始学习接受死亡代表着终结。他们表达自己悲伤的感受并发展出对他人感受的共情。对于死去的人发生了什么，他们也有一些观点，有些听说过关于身体和灵魂的区分。到了9岁左右，孩子开始明白死亡可能发生在任何人身上：因为年龄和疾病，或者因为暴力、事故或者自杀——取决于他们最近经历了什么。

青少年——因为他们面临着身体上的巨大变化——开始思考他们生命的意义，而死亡自然成为他们思考的一部分。自杀幻想有时会出现，当他们与同伴或与父母的矛盾变得非常激烈时。当青少年必须要应对家人或朋友的死亡时，大多数时候他们都想要一个人待着。他们不想依靠任何人，但其实仍然需要他们所信任的成年人的支持和帮助。

所有年龄段的年轻人都需要了解有关成年人如何做反应的信息，这样他们就能够更好地了解他们自己的感受。他们需要这样的信息：不管发生了什么，这个人的去世不是他们的错。尤其是年纪比较小的孩子需要得到帮助，将打击和震惊状态转变成为行动：画一幅画，让一只气球把告别的话带上天，或者任何其他哀悼行为。最重要的是：不要孤立这个孩子。孩子们可以处理自己最糟糕的感受，如果他们能感觉到与其他人的联结。

第九章

创伤工作中的职业压力

来自科布伦茨（Koblenz）高等学校的社会学家卡廷卡·贝克曼（Kathinka Beckmann）在 2018 年介绍了一项研究，根据这个研究，很多青少年福利局在儿童保护方面的安排都非常差，在许多社会服务机构，每个工作人员需要（几乎同时）处理 50 ~ 100 个个案（Backmann et al.，2018）。

来访者带来的压力，加之有限的资源和支持，给工作人员提出了很大的挑战，并会导致职业压力的出现。在此起决定性作用的，是与受到创伤的人或者与创伤相关材料（文字、画面或媒体呈现）的直接接触，它们会引发对他人的情绪状态和所受折磨的共情性关联。每天要应对创伤材料，有可能会撼动工作人员自己的世界观（Daniels，2006；Jegodtka 2013）。

除了治疗–教育领域外，近来，关于另一类人的报道也令人震惊，他们的工作任务是检查网络发表物的内容是否因色情、充斥暴力或以其他形式而令人不安，特别是以图像或短片的形式。为了保护其他人不受这些内容的困扰，他们必须每一天长时间地观看这些可怕的图像和文字。他们是隐形的折磨承担者，这些有问题的内容，本是他们应该尽可能快地远离的。他们常常觉得并未为这项工作做好足够的准备，也在心理上没有得到照顾和辅导。他们中的很多人都报告了因观看这些常常令人震惊的内容（比如酷刑、谋杀或虐待儿童）而引发的压力、过负荷和严重的心理问题。在心理社会工作领域也有类似的问题发生。

作为提供咨询或者提供帮助的人，我们与创伤经历及其后果的受害者和幸存者一起工作。我们听到他们的疼痛、痛苦、忍耐、哀伤以及丧失的内容。展现共情和传达希望，是我们工作的一部分，尤其是当人们自己还没有这个能力时。这份工作是可以获得巨大满足感的，但同时也与巨大的情感消耗相连。

创伤治疗专家、临床诊所的负责人乌尔里克·萨克斯（Ulrich Sachsse）认为，在我们心理社会和心理治疗的工作领域中，也在最广泛的意义上存在"传染"。如果这些助人者不能足够好地保护自己，那么创伤就会像一种传染病一样传染到他们身上（Sachsse，2004）。

同情疲劳

这一感染过程，即：心理压力被传染到其自身没有经历过存在性威胁、但需要与别人的创伤内容发生关系的人身上的过程，有着不同的称呼。查尔斯·菲格利（Charles Figley）第一次描写了继发性创伤的过程，这是指当事人不是必须自己亲身经历创伤事件，创伤也可能会发生（Figley，1995）。劳丽·安妮·珀尔曼（Laurie Anne Pearlman）把这一过程称为"代理性创伤（vicarious traumatization）"。她发现，助人者也可能发展出创伤后应激障碍（PTSD）的症状。通过他们所帮助的来访者的讲述，他们在自己的头脑中发展出那些画面和情节，而自己并没有经历过那些威胁。这些画面和情节会不断以侵入的方式出现在助人者的日常生活中。出于自我保护的冲动，他们可能会发展出回避行为：比如不想再与特定的来访者说话，不再去上班或者开始用药物或酒精麻醉自己，以便不再因为那些侵入而在情绪上被淹没。此外他们可能还会表现出躯体症状：心跳加速、过度出汗、失眠、神经衰弱（Pearlman & Saakvitne，1998）。

> "我们没有直接经历创伤，然而我们不断听到高强度的相关信息，或者我们不断听到相似的故事，或者我们非常有共情的天赋，我们也痛苦。我们感受着我们的来访者的感受。我们体会着他们的恐惧。我们梦着他们的梦。有时候我们失去自己的乐观、我们的幽默、我们的希望。我们很疲倦。我们没有生病，但是我们不是我们自己。"（Figley，1995，p.13）

查尔斯·菲格利和赫德内尔·施塔姆（Hudnell Stamm）把这一移情过程称为同情疲劳（compassion fatigue，Stamm，2002）。这一表达更清楚地显示出，从根本上这是一个系统性的发生，而不仅仅是一个专家的精疲力尽。同情疲劳是关系的产物。一个人讲述自己可怕的经历，另一个人充满共情地倾听，将一些什么纳入自己的内在，然后又发展为个人生活，并导致共情不再能够被很好地控制。助人者是生理性、心理性或者社会性的耗竭。

这种耗竭，并不只表现在会出现创伤后应激障碍的症状上，而是也可能体现在：工作与私人生活间的边界逐渐变模糊（不再可控的过度卷入），突然的或者渐进的共情减退（"我再也受不了看到那些自我伤害的年轻人了！"），或在工作环境中、在家庭中和在伴侣关系中（是在生活的所有方面！）越来越容易发生激烈争吵。还有，如果一种从未有过的愤世嫉俗的态度突然出现，也可以作为同情疲劳的一个标志："拜托，我们在这里只是间接地让这些所谓的难民可以不用工作就能拿钱。"或者在各个方面感到自己不被理解："没人知道，我们到底在这里干什么。他们只是全部在利用我们。"当被问及同情疲劳的迹象时，每个迹象都会被愤怒地否认。

> **记 住**
>
> 除了耗竭的一般征兆以外，共情耗竭主要体现为：
> ➢ 不再受控的共情（太多或太少）
> ➢ 不再受控的卷入（太多或太少）
> ➢ 在所有方面增加的易怒和愤世嫉俗
> ➢ 感到自己不被理解和没有支援
> ➢ 否认过负荷的迹象

"传 染" 之 路

关于创伤症状是如何通过同情而发生移情的，很多解释都可以回答这个问题。已经提到的"共情"自然扮演了非常重要的角色。人们联系得越亲近，彼此之间的行为就越具有"传染性"。不是只有笑和打哈欠会传染，其他的行为方式和情绪也会传染。恋人们散发着令人舒服的氛围，对某件事的热情会从一个人感染给其他人。因此这句话说得并非没有道理："被分担的悲伤是一半的悲伤。"

"传染"的第二条路可能是这样产生的：我们作为咨询师会通过来访者的叙述，联想和回忆起自己所遭受的创伤，而当时并没有马上意识到这一点。我们会被特定的刺激所触发，并失去保持专业距离的能力。在这种情况下，通过一个想象中的"监控器"，来让我们意识到来访者的经历和我们自己的创伤经历之间的区别，通常是有帮助的。另外，可取的做法是，不要让自己太过入迷于来访者的讲述——这种"（创伤经历的）可怕"可能会导致入迷和无法呼吸，而是要保持自己的行为能力。当我们越难于提出结构和资源导向的问题，比如"哦，那时一定非常可怕。那是什么帮你撑过了这一切呢？"，来访者报告的所发生事件的画面就会越快地在我们的记忆里驻扎下来。

对此也有一些神经生理学上的假设。有可能是这样的：我们人类借助于镜像神经元的帮助可以通过观察和倾听而直接接纳（他人的）情绪和观点，这种能力使我们会将带有危险内容的、特别强烈的体验吸纳入我们自己。因为所有有强烈情绪参与的地方，它们就会像肥料一样滋养新的神经连接的建立。而我们越经常与不同来访者的这种经历接触，就越有可能发展出敏感的杏仁核——它作为"火灾报警器"来确保我们幸免于难。存在性威胁的信息越多地在别人身上出现，杏仁核就会越容易也在它自己的系统里觉察出存在性威胁；我们的应急神经系统就会越频繁地被唤起，并带来解离状态，以保护自己不受过度刺激的影响。

自我关怀及心理卫生

只要人愿意在自己的工作领域中任职，并不想要彻底逃离，那么虽然只有很少的可能性能在那些可怕的讲述面前保护自己（完全不受影响），但只要能注意到暗示耗竭状态的最初迹象出现，包括情绪低落、易激惹、身体疲乏、内在价值及观点发生变化、没有胃口、紧张和伤害健康的行为，就始终有机会从中恢复。

自我关怀的 ABC 理论（Pearlman，1998）在此非常有名。该理论是关于如何保持身体和心理的健康、如何维护可以为压力和创伤相关职业进行补偿的资源。

自我关怀的 ABC

A（Attention）= 注意：
关注自己、自己的需求、自己的边界以及资源！

B（Balance）= 平衡：
关注工作、休闲时间和休息之间的平衡！

C（Connection）= 联结：
保持与自己、与他人以及与大自然的联结！

这听上去已经很不错，但是还能够进一步区分。并且上述清单中还缺少了与工作相关的资源。我们首先看看心理卫生中与个人相关的部分。

- **身体**：为了让心灵能够从压力中恢复，每个人都需要充足的睡眠、健康营养的饮食以及规律的运动。轻度的体育锻炼也可以帮助对抗心理上的僵化和解离过程。
- **心灵**：根据个人偏好，在这个维度下，放松、冥想、音乐（积极参与或被动聆听）、艺术（主动创作或被动欣赏）、创造（主动）都能够提供帮助。近年来，接触大自然被以充满异国风情的名字宣传着：从古老的"散步"变成"木浴"。谁知道"园艺工作"的新表达？
- **有益健康的联系**：这里是指去见自己喜欢、或者还觉得有兴趣或让自己激动的人，以及与动物的接触。特别是猫和狗，作为人类的朋友，它们是永远的资源。但在这一维度下还存在着非常多样的可能性。

- **优美的环境**：这具体取决于一个人认为什么是美，但一个整体上舒适的居住环境无疑更能够提供令人身心放松的氛围。而在放松之后，一个干净整洁和充满创意布置的工作环境一定更有助于人们重返工作。

- **避免压力**：说起来容易做起来难，除了工作以外的世界也可能不时充斥着矛盾和问题。但是也许有帮助的是，你可以保护自己不会因为电视节目里或恐怖片里吓人的画面而受到额外的压力。

这些个人心理卫生的措施，在理想情况下会通过职业心理卫生的措施得到补充。

- **职业培训、职业进修和继续教育**：我们对所从事的领域知道得越多，学过并试用／检验过的干预方法越多，就越少地会陷入窘境。在一些针对"创伤"主题的进阶或继续培训中，也整合进了个人体验的单元。如果人们学会了某个知识，并能够不时地让它们出现在自己的"监控器"中，则是会非常有帮助的。

- **组间督导和督导**：共同审视成功的工作和所遇到的问题，借助或不借助外部的帮助，都能够帮助我们对自己的专业实力更加了解，在遇到困难的个案时能够考虑到其他替代的干预方案，并对自己在专业领域内所处的大致位置不断重新进行检验。在某些情况下，如果自己的创伤给职业及个人日常生活带来了太过强烈的负担，也可以让自己享受几次治疗。

- **特定的距离保持技术、想象练习**：当我们为我们的来访者提供帮助去构建他们没有压力的日常生活时，会很有帮助的是我们也将这些技术和练习用在我们自己身上。比如在一次艰难的对话之后，我们在想象中走到我们自己内在的安全场所，可以让我们重回内心的平静。或者，如果有必要，从 10 到 0 倒数，也可以帮助我们调节自己的情绪。

- **重视休息是上级的职责**：从雇主的角度，无疑希望下属能够尽可能高强度地跟进他们的工作、安排加班、搁置个人兴趣爱好。然而负责任的上级会重视休息规定能够被遵守、休息时间能够被充分享用。尤其是当一个工作职位的内容包括要去照顾承受巨大负担的来访者时，雇主对自己下属的照管义务就始终非常重要。

- **工作环境氛围、同事间互助**：在这一点上，值得管理者致力于去建立一个成员间团结、彼此喜欢并能够互相支持的工作团队，而非仅仅是有工作能力的工作组。可以令人感到信任、每个人的工作都可以收获尊重的团队，会较少地陷入耗竭的状态。在此也包括员工配额充足，这样在有人生病或休假时"店铺不会崩溃"。

- **网络、专业团体**：对于自己的工作压力，我们不只是可以预期从自己的团队获得支持。有时与相似工作领域的其他专业人士会面也可以减压和获得支持。这可以是各种地方专业组织网络，通过不同的职业／专业来为自己的视野和观点提供补充。

很多我们的来访者都苦于不能够很好地照顾自己。他们可能会觉得照顾自己太困难，或者觉得自己不值得被照顾。如果咨询师实践自我照顾，我们就是在向我们的来访者展示，自我照顾有多么重要。自我照顾，是做对自己好的事情，但同时这也是为了别人，为了每一个我们和他一起工作的人，因为他们也能从我们的自我照顾中获益。

参考文献 *

Aderhold, V. (2018): Klinische Diagnosen als soziale Konstruktion. *Psychotherapie-Wissenschaft* 8 (1), 25-32.

Antonovsky, A.; Franke, A. (1997): *Salutogenese. Zur Entmystifizierung der Gesundheit*. Tübingen: dgvt-Verlag.

Balloff, R. (2011): Stalking, Häusliche Gewalt und die Folgen für die Kinder. *Frühe Kindheit, Heft 2*, 35-39.

Barrett, M. J.; Stone Fish, L. (2016): *Komplexe Traumafolgestörungen erfolgreich behandeln*. Paderborn: Junfermann.

Batista-Pinto Wiese, E. (2010): Culture and migration: psychological trauma in children and adolescents. *Traumatology 16 (4),* 142-152.

Baumeister, R. (2001): Gewalttätig aus Größenwahn. *Spektrum der Wissenschaft, September.* 70 - 75.

Beckmann, K., Ehlting, T. u. Klaes, S. (2018): *Berufliche Realität im Jugendamt: der ASD in strukturellen Zwängen*. Deutscher Verein (Frankfurt) J 16.

Bedford-Strohm, H. (2014): Macht Euch die Erde untertan! Ein Widerspruch zur Nachhaltigkeit.

Bisson, J.;Tavakoly, B.; Witteveen, A.; Ajdukovic, D.; Jehel, L.; Johansen, V.; Nordanger, D.; Orengo Garcia, F.; Punamaki, R.; Schnyder, U.; Sezgin, A.; Wittmann, L.; Olff, M. (2009): TENTS guidelines: development of post-disaster psychosocial care guidelines through a Delphi process. *The British Journal of Psychiatry Dec 2009, 196 (1),* 69-74.

---

* 为了环保，也为了减少您的购书开支，本书参考文献不在此一一列出。如需完整参考文献，请登录 www.wqedu.com 下载。您在下载中遇到什么问题，可拨打 010-65181109 咨询。